Anderssen-Reuster

Achtsamkeit

Die Autorin

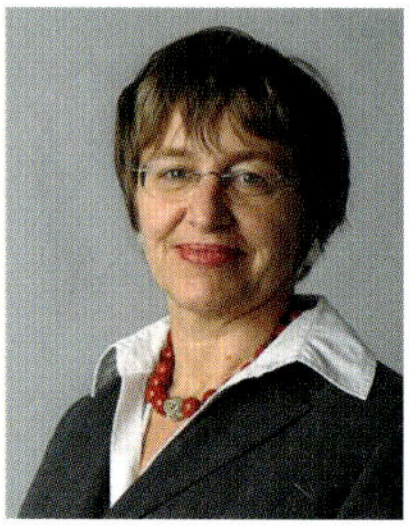

Dr. med. Ulrike Anderssen-Reuster ist Fachärztin für Psychiatrie, Psychotherapie und Psychoanalyse, Lehrerin für achtsamkeitsbasierte Stressbewältigung. Sie praktiziert langjährig Zen-Meditation. Als leitende Ärztin der Klinik für Psychosomatik und Psychotherapie am Zentrum für Psychische Gesundheit des Städtischen Krankenhauses Dresden-Neustadt bietet sie gemeinsam mit ihrem Team dort eine kombinierte Behandlung aus modernen Psychotherapieverfahren und achtsamkeitsbasierten Ansätzen an.
Sie und das Klinik-Team haben die Achtsamkeits-Praxis regelmäßig in den stressigen Klinikalltag integriert. Der Arbeitstag beginnt für alle gemeinsam mit einer Kurzmeditation von 15 Minuten. »Achtsamkeit bietet jedem Menschen – mit oder ohne psychische Beschwerden – die Möglichkeit, sich im gegenwärtigen Leben zu stabilisieren. Wir können uns selbst und die Umwelt besser wahrnehmen und die Fülle des Lebens erfahren und genießen.«

Dr. Ulrike Anderssen-Reuster

Achtsamkeit

Das Praxisbuch für mehr Gelassenheit
und Mitgefühl

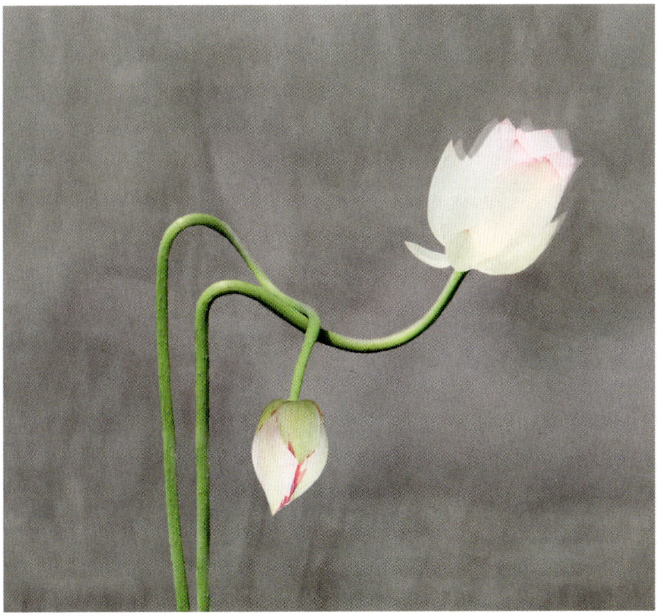

TRIAS

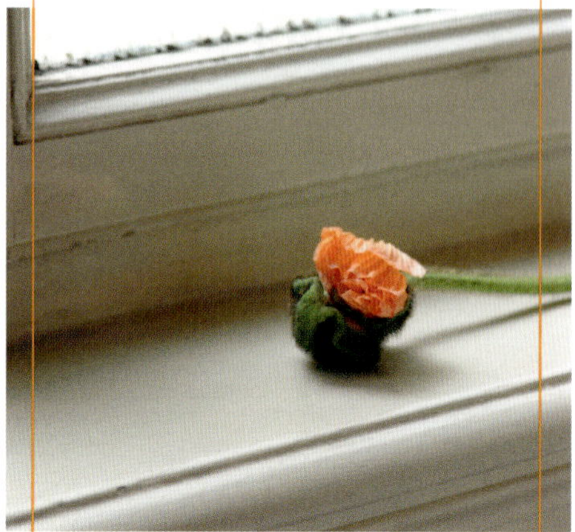

Was ist Achtsamkeit?

Vieles, was wir tun, erledigen wir mechanisch: aufstehen, frühstücken, Auto fahren, arbeiten, den Haushalt erledigen ... Oft haben wir das Gefühl, wir müssten noch schneller sein, damit endlich einmal alles erledigt ist. Doch es ist nie alles erledigt! Achtsamkeit bedeutet, aus diesem Hamsterrad regelmäßig auszusteigen – zunächst nur für wenige Minuten. Während dieser Zeit geht es nur darum zu spüren, was gerade in Ihnen vorgeht. Dabei achten Sie z.B. gezielt auf Ihren Atem, Ihre Körperempfindungen oder Ihre Gedanken. Achtsamkeitsmeditation ist keine Instant-Methode, mit der Sie sich schnell »gut fühlen« können. Es ist vielmehr ein Weg der Selbsterfahrung und -erkenntnis, der regelmäßiges Üben erfordert, Ihnen aber langfristig zu mehr Lebenszufriedenheit und Gelassenheit verhelfen kann.

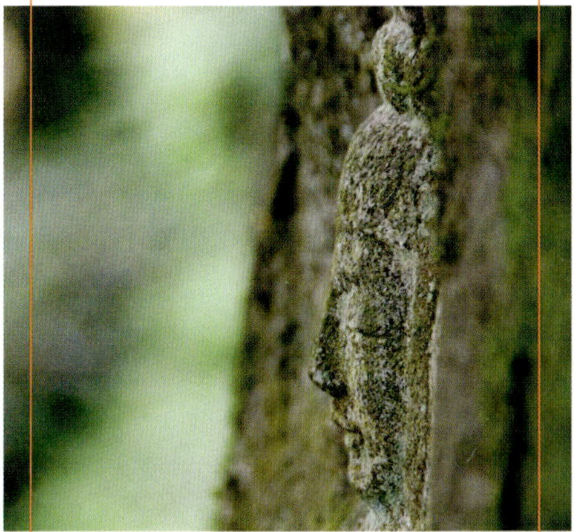

Achtsamkeit bei seelischen Problemen

Die Praxis der Achtsamkeit hat sich gerade bei psychischen Beschwerden und Störungen als sehr hilfreich erwiesen. Denn sie macht direkt erfahrbar, dass psychisches Leiden maßgeblich durch den eigenen Geist geschaffen, verstärkt oder unterhalten wird. In der Achtsamkeitsmeditation lernen Sie, Ihren Geisteszustand zu erkennen und aktiv zu gestalten. Ein weiterer fundamentaler Bestandteil der Achtsamkeit ist das Mitgefühl mit sich und anderen. Wenn Sie Selbstmitgefühl entwickeln, können Sie fürsorglicher und eigenverantwortlicher mit sich umgehen. – Die Achtsamkeitspraxis macht Sie mit heilsamen Strategien vertraut, die Ihnen dabei helfen, psychischen Beschwerden vorzubeugen bzw. seelisches Leid zu lindern.

SPECIAL

Vorwort

Das vorliegende Buch entstand im Rahmen der täglichen klinischen Arbeit an der Klinik für Psychosomatik und Psychotherapie des Städtischen Krankenhauses Dresden-Neustadt. Dort wenden wir einerseits die gängigen modernen Psychotherapieverfahren an, die Menschen helfen, ihre Depression, ihre Angst, ihre süchtigen Impulse oder ihre Beziehungsstörungen zu bewältigen. Andererseits setzen wir ergänzend seit Jahren auch achtsamkeitsbasierte Ansätze ein. Jeder Patient kann bei uns die Achtsamkeitsmeditation erlernen, was gern angenommen wird.

Wir haben die Erfahrung gemacht, dass die Kombination von wissenschaftlicher Medizin und Achtsamkeit eine sehr gute Möglichkeit bietet, den verschiedenen Ebenen psychischer Störungen zu begegnen. Die Patienten lernen beispielsweise im Rahmen verhaltenstherapeutischer Übungstherapien, wie sie auf der Verhaltensebene anders mit ihren Problemen umgehen können. Durch die tiefenpsychologischen Therapieansätzen können sie den Hintergrund und den Sinn ihrer jeweiligen Störungsmuster verstehen lernen. Sie lernen, die gegenwärtigen persönlichen Beziehungen besser zu gestalten und heftige Emotionen auszuhalten. Schließlich bietet aber die Achtsamkeitspraxis einen übergreifenden Ansatz, der nicht an den Störungen oder Defiziten orientiert ist und dazu beitragen kann, mehr Stabilität und Wohlbefinden zu erzielen.

Achtsamkeit bietet – unabhängig von der Grundproblematik – eine sehr gute Möglichkeit, sich im gegenwärtigen Leben auf eine gute Weise zu stabilisieren. Wir können uns selbst und die Umwelt dadurch besser wahrnehmen und die Fülle des Lebens erfahren und genießen.

Die Achtsamkeitstradition kommt ursprünglich aus der buddhistischen Lehre. Sie wurde von Mönchen und Nonnen gepflegt, die dieser Übungspraxis ihr Leben geweiht haben. Ihnen gebührt Respekt für Ihre Praxis und die Bewahrung der Tradition. Die folgenden Ausführungen und Übungen stellen naturgemäß nur einen kleinen Ausschnitt aus einer großen und komplexen Lehre dar.

Die Achtsamkeitspraxis birgt verschiedene Ansätze der Heilung und Selbstheilung in sich, die sehr wirkungsvoll sind. Auch heute noch ist die Achtsamkeitsmeditation ein spiritueller Übungsweg, der sehr tiefe Einsichten vermitteln kann. Wer diesen spirituellen Übungsweg gehen möchte, sollte sich einem anerkannten Meditationslehrer anschließen und eine regelmäßige Übungspraxis entwickeln. Achtsamkeit ist aber – unabhängig von der spirituellen Dimension – eine Fähigkeit, die jedem Menschen zur Verfügung steht. Es ist ein innerer Zustand von Offenheit, Ruhe, Friedlichkeit und Freude, der erlernt werden kann. Es ist mein Anliegen, mit diesem Buch einen Geschmack davon zu vermitteln.

Auf den folgenden Seiten versuche ich, anhand einiger psychischer Grundprobleme wie Stress, Depression, Angst, Sucht und Selbstwertproblemen darzustellen, wie diese psychotherapeutisch verstanden und behandelt werden können. Sie erfahren aber auch, wie jeder Einzelne mit diesen existenziellen Grundproblemen achtsam umgehen kann. Sie lernen somit zwei unterschiedliche Betrachtungsweisen dieser psychischen Probleme kennen: die Perspektive der wissenschaftlichen Psychotherapie und die Perspektive der östlichen Achtsamkeitspraxis.

Abschließend ist es mir ein Bedürfnis, den Patienten der Klinik für Psychosomatik und Psychotherapie des Städtischen Krankenhauses Dresden-Neustadt sehr herzlich zu danken. Sie haben mit ihren Fragen, ihrer Offenheit und ihren Rückmeldungen den Rahmen gesteckt. Ferner möchte ich meinen Kollegen und Mitarbeitern sowie meiner Tochter sehr dafür danken, dass sie das Verfasste kritisch unter die Lupe genommen haben. Besonders möchte ich Frau Sibylle Duelli vom Trias Verlag für ihre Anregungen und ihre freundliche Unterstützung danken. Ohne sie gäbe es dieses Buch nicht.

Nun wünsche ich Ihnen viel Freude beim Lesen. Ich hoffe, dass Sie durch das Buch hilfreiche Anregungen erhalten und erfahren, dass Glück trotz belastender Lebensumstände möglich ist. Denn:

Glücklichsein lässt sich erlernen. Wer übt, wird darin immer besser werden.

Dresden, im Dezember 2012
Ulrike Anderssen-Reuster

Was ist Achtsamkeit?

Achtsamkeit ist eine wunderbare Möglichkeit, den eigenen Geist kennenzulernen und ihn nach und nach so zu nutzen, dass Sie insgesamt zufriedener und glücklicher werden, selbst wenn Ihre Lebensumstände nicht ideal sind.

Vom Autopilot zur Fülle des Lebens

Achte auf deine Gedanken,
denn sie werden Worte.
Achte auf deine Worte,
denn sie werden Handlungen.
Achte auf deine Handlungen,
denn sie werden Gewohnheiten.
Achte auf deine Gewohnheiten,
denn sie werden dein Charakter.
Achte auf deinen Charakter,
denn er wird dein Schicksal.
Achte auf dein Schicksal,
indem du jetzt auf deine Gedanken achtest.

(dem Talmud zugeschrieben)

Wir wachen auf, gehen mechanisch ins Badezimmer, »machen uns fertig«, frühstücken schnell und sind schon auf dem Weg zur Arbeit. Der Weg dorthin ist nicht selten durch Stress im Verkehr bestimmt. Auf der Arbeit stehen in der Regel eine Fülle von Aufgaben und Verpflichtungen an, die wir »abarbeiten«. Selbst wenn wir unsere Arbeit gern machen, so sind Termindruck, Leistungsdruck und Konkurrenz nicht zu vermeiden. Stress scheint durchaus normal – im Verkehr, auf der Arbeit und vielleicht auch am Feierabend, wenn die Kinder versorgt und betreut werden müssen, wenn eingekauft, geputzt und gebügelt werden muss, wenn die Reifen des Autos noch gewechselt werden müssen, der Brief an die Oma noch raus muss oder der Rasen noch gewässert werden muss. Es scheint oft kein Ende des Müssens und der Verpflichtungen zu geben.

Oft leben wir unser Leben, ohne es zu erleben

Eigentlich kann alles, was wir tun, mit Stress einhergehen, zu Stress ausarten und auch in stressverursachte Erkrankungen münden. Es ist die Art und Weise, wie wir uns den Dingen, den Aufgaben, den Mitmenschen aber auch uns selbst zuwenden, die Stresserleben mit sich bringt. Leistungsdruck, Perfektionismus und ständige Anspannung verhindern, dass wir die vielen Möglichkeiten und Freiräume, die es auch immer gibt, wahrnehmen und nutzen. Wenn wir unser Leben nicht bewusst leben und gestalten, entwickeln sich Automatismen, die dazu führen, dass wir uns ständig gezwungen fühlen oder selbst zwingen, die Dinge unseres Lebens zu tun. Wir verlieren unsere Freiheit und erleben, dass wir »gelebt werden«, anstatt selbst Gestalter unseres eigenen Lebens zu sein.

Autopilot – wenn wir nur noch mechanisch funktionieren

In einem solchen Fall leben wir unser Leben in einem »Autopilot-Modus«. Wir handeln, kommunizieren, essen und arbeiten dabei in einer mechanischen Art und Weise. Am Ende eines Tages sind wir oft erschöpft von der Fülle von Aufgaben, Tätigkeiten und Handlungen, die wir zwar abgearbeitet haben, aber oft nicht wirklich erlebt haben.

Der Zugang zum Erleben des Lebens ist versperrt und genau das führt längerfristig zu Stress, Entfremdung und Burnout. Die Praxis der Achtsamkeit ist ein Mittel, um dem entgegenzuwirken und mehr Qualität, Freude, Offenheit sowie unmittelbare Lebendigkeit in jeden Moment zu bringen.

Jon Kabat-Zinn, der in den 80er Jahren des letzten Jahrhunderts die erste Stressbewältigungsklinik in den USA gründete und damit eine kraftvolle Bewegung in Gang setzte, definiert Achtsamkeit folgendermaßen: Achtsamkeit bedeutet, auf eine bestimmte Art und Weise aufmerksam zu sein, nämlich von Moment zu Moment, nicht wertend und freundlich.

Die Praxis der Achtsamkeit ermöglicht es uns, den Kontakt zum Gegenwartserleben wiederherzustellen, uns besser wahrzunehmen und mehr Einfluss auf das eigene Leben zu bekommen. Der einzige Moment, an dem wir wirklich Einfluss auf unser Leben haben und dieses wahrnehmen, gestalten und lenken können, ist der Gegenwartsmoment. Diesen Moment müssen wir erwischen, damit er nicht vorbeisaust. In der Achtsamkeitspraxis üben wir das.

„Achtsamkeit beinhaltet auf eine bestimmte Art und Weise aufmerksam zu sein: bewusst im gegenwärtigen Augenblick und ohne zu urteilen.“
(Jon Kabat-Zinn)

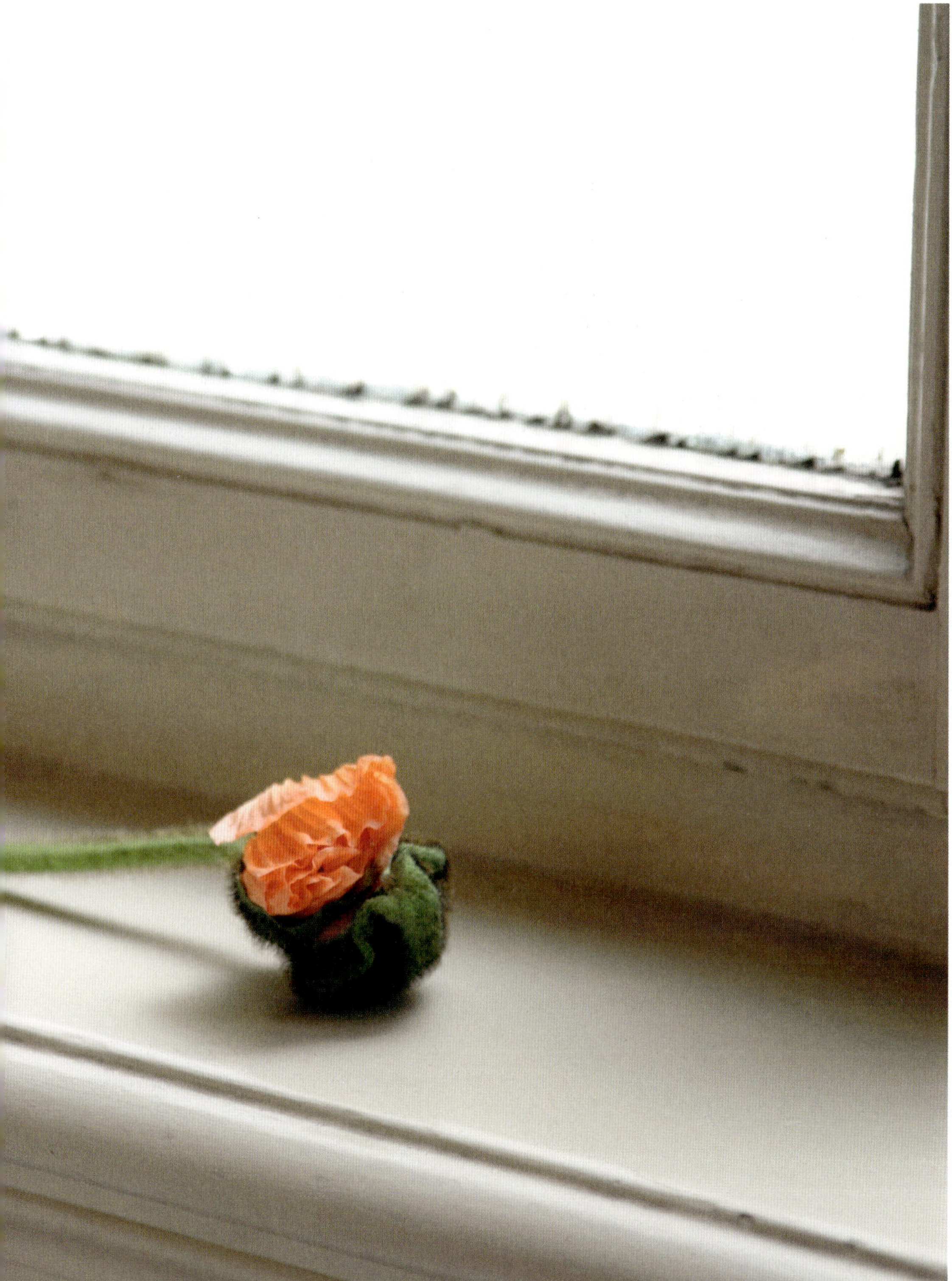

Unsere Bewertung spielt eine große Rolle

Manchmal wollen Menschen bestimmte Therapien oder Methoden vermittelt bekommen, um gegen ihre Depression, ihre Erschöpfung oder ihr Burnout-Erleben etwas in der Hand zu haben. Erhofft wird, dass die verhasste Störung verschwindet und dass dann alles gut wird. Doch darum geht es nicht in der Achtsamkeitspraxis. Im Grunde kann man das Negative nicht ausklammern oder abschaffen. Natürlich kann und soll jeder alles Erdenkliche tun, um glücklich, zufrieden und gesund zu sein, aber dennoch ist es eine Illusion zu glauben, dass irgendwann alles nur gut wird. Es sind meist wechselnde psychische Zustände und emotionale Mischzustände, die wir erleben. Das ist nicht schlimm. Unser Leben besteht eben aus einer Fülle unterschiedlicher Phänomene. Wenn es uns körperlich gut geht, geht es uns vielleicht heute seelisch nicht ganz so gut; es kann auch sein, dass es uns finanziell gut geht, aber es kriselt gerade in der Beziehung. Wie wir diese unterschiedlichen Erfahrungen beurteilen, hängt von unserer persönlichen Einschätzung und Bewertung ab.

Es ist nicht die Situation, die Stress verursacht, sondern die Art und Weise, wie wir darauf reagieren.

Wenn wir verstanden haben, dass unser Erleben durch uns selbst, durch unseren eigenen Umgang mit unserem Erleben, unseren Gefühlen und Gedanken bestimmt wird, dann haben wir den Schlüssel zum Glück in der eigenen Hand. Die Achtsamkeitspraxis ermöglicht uns, das Leben im Sinne einer Lebenskunst zu leben, zu gestalten und auf die jeweiligen Herausforderungen effektiv, lösungsorientiert und zugleich mit Freundlichkeit und Verständnis zu reagieren.

Achtsamkeit hilft uns dabei, das Leben und die mit ihm verbundenen Momente von Schmerz und Freude, von Angst und Glück, von Belastung und Erlösung gleichermaßen zu erleben und somit die Fülle des Daseins zu genießen. Wir müssen nicht mehr bestimmte Erfahrungen fürchten, da sie zu belastend, unerträglich oder überfordernd erscheinen, sondern wir können lernen, in angemessener Weise und in kleinen Schritten, den Herausforderungen zu begegnen. Der Lohn dafür ist eine Zunahme an Kraft, Vitalität und Lebendigkeit.

Da wir durch die Hinwendung zu seelischen Schmerzen und gefürchteten Aspekten unseres emotionalen Erlebens auch Verständnis, Mitgefühl und Liebe mit uns selbst und den Menschen, mit denen wir in Beziehung stehen, entwickeln, lernen wir durch die Achtsamkeitspraxis auch nach und nach, unser Herz zu öffnen und liebesfähiger zu werden.

Buddhistische Grundlagen

**Stets voller Furcht ist dieses Herz,
stets voll Besorgnis ist der Geist,
durch Nöte, welche drohen und solche, welche sind.
Furchtfreies Leben, gibt es solches denn?
Oh künd' es an, von mir befragt!
Wirrsal innen, Wirrsal außen –
in Wirrsal ist verwirrt das Volk.
Dies frag' ich nun, oh Gautama:
Wer kann die Wirrsal wohl entwirren?**

Diese Zeilen, die vermutlich vor 2500 Jahren, zu Buddhas Zeiten, in Indien verfasst wurden, zeigen, dass Menschen schon immer unter Sorgen, Ängsten und Nöten gelitten haben. Sie fühlten sich offenbar schon damals verwirrt – verwirrt von inneren und äußeren Bedrängnissen – und haben nach einem Weg gesucht, der ihnen helfen könnte, aus diesen belastenden Erfahrungen herauszukommen.

Die Wissenschaft vom Geist

Gautama Buddha gilt als Begründer der buddhistischen »Wissenschaft vom Geist«. Im Gegensatz zu anderen Weltreligionen versteht sich diese Lehre eher als Philosophie und Übungspraxis denn als Religion. Sie ist rational und logisch, die jeweiligen Erfahrungen kann jeder durch eigene Übungspraxis erleben und erfahren – es gibt keine Glaubensdoktrinen oder unumstößlicher Dogmen. Eigenes Denken und eigenes Erleben wird unterstützt und gefördert. Das Ziel der Praxis ist es, glücklich zu werden und anderen Lebewesen mit Offenheit und Mitgefühl zu begegnen.

Die Lehre von der Achtsamkeit

Buddha vermittelt die Lehre von der Achtsamkeit als seine grundlegende Lehre zur Überwindung von Schmerz und Leid (Quelle: http://www.palikanon.com):

»Es gibt einen einzigen (und direkten) Weg, ihr Jünger, der zur Läuterung der Wesen führt (d.i. zur Klärung des Geistes von aller Wirrsal); zur Überwindung der Besorgnis und des Lamentierens darüber; der (in vieler Weise) zum Schwinden (und zunächst zur Verringerung) von Schmerz und Leid, von Missstimmung und Trübsal führt; zur Gewinnung des rechten Weges (nämlich einer wirksamen Methode); und zur Verwirklichung der Wahnerlöschung, Nibbāna. Und dieser Weg besteht in der Ausbildung der vier Grundlagen der Achtsamkeit.«

Die geniale Erkenntnis war es, zu verstehen, dass wir in unserem eigenen Geist unsere Welt formen. Unsere persönliche selektive Wahrnehmung sorgt dafür, dass wir nur bestimmte Phänomene überhaupt bemerken und wirklich zur Kenntnis nehmen. Wenn wir eine bestimmte Brille auf die Nase setzen, dann sehen wir die Phänomene gemäß dieser Brille und formen (konstruieren) damit unsere eigene subjektive Welt, die wir schließlich für real und unumstößlich halten. Somit bilden wir durch unsere eigene spezifische Form der Wahrnehmung unser Bild von der Welt und von uns selbst.

Der Geist ist »so nah und doch so unbekannt«

Im Pali Kanon, der Sammlung der Lehren Buddhas, steht, dass das erste Ziel des buddhistischen Erkenntnisweges zunächst die Erkenntnis des eigenen Geistes ist, »ihn, der so nah ist und doch so unbekannt«. Es ist also wichtig, sich selbst kennenzulernen und seine eigene biografische Entwicklung zu durchschauen, um Verständnis für die Entwicklung bestimmter Persönlichkeitszüge, Verhaltensweisen und Schwierigkeiten zu entwickeln. Im nächsten Schritt geht es darum, den Geist zu zähmen, zu formen und zu zügeln, »ihn, der so widersetzlich ist und doch so willfährig«. Diese Phase bedarf der kontinuierlichen Bemühung und Praxis. Wir lernen langsam, die eigenen Impulse wahrzunehmen, ihnen aber mit Achtsamkeit zu begegnen und nicht jedem emotionalen oder körperlichen Drang nachzugeben. In dieser Phase üben wir Selbstbeherrschung und Selbstführung ein. Diese sind schließlich Voraussetzung für die Befreiung des Geistes, »der so vielfach gefesselt ist und doch auch frei sein kann – hier und jetzt«. Darunter wird verstanden, dass es möglich ist, den Bereich des diskursiven Denkens – zumindest manchmal – hinter sich zu lassen und in einem Gewahrsein zu ruhen, das frei von Bewertung und dualistischem Unterscheiden ist. Diese Erfahrung geht mit der zunehmenden Einsicht einher, dass wir mit unserer Mit- und Umwelt untrennbar verbunden und in einem Netz von Bezogenheiten und Beziehungen verflochten sind.

Alleinsein und Trennung finden in unserem Kopf statt. – Tatsächlich sind wir immer Teil eines größeren Ganzen, selbst wenn wir das oft genug nicht unmittelbar erleben können.

Die Achtsamkeitspraxis zeigt einen Weg auf, der wirklich einen Ausweg aus Sorgen, Grübeln und Ängsten darstellt. Dieser Weg steht jedem offen. Es ist eine Möglichkeit, die jeder Mensch nutzen kann. Sie müssen kein Buddhist und kein spiritueller Mensch sein, um Achtsamkeit zu praktizieren. Achtsamkeit ist eine Fertigkeit, die jedem Menschen zur Verfügung steht. Es ist aber erforderlich, dass Sie die Technik und die damit einhergehende Haltung kennen lernen, damit Sie Zugang zu diesem Erlebnisraum finden.

Die Wahrheit vom Leiden

**»Es gibt zwei Arten von Leiden.
Das Leiden, von dem du wegrennst und das dir überallhin folgt.
Und das Leiden, dem du dich stellst und von dem du dich so befreist.«**
(Ajahn Chah)

In seiner ersten Lehrrede verkündete Buddha die Lehre von den »Vier Edlen Wahrheiten«, in denen seine gesamte Lehre bereits verkürzt enthalten ist. Sie lauten:

- Es gibt kein Leben ohne Leiden.
- Ursachen des Leidens sind Gier, Hass und Unwissenheit.
- Erlöschen diese Ursachen, erlischt das Leiden.
- Zum Erlöschen des Leidens führt der »Edle Achtfache Pfad«.

Mit den Vier Edlen Wahrheiten ist keinesfalls ein passives oder gar masochistisches Hinnehmen von Schmerz und Leid gemeint, sondern eine bestimmte Methode des Umganges mit möglichen oder realen Problemen, die dazu dienen soll, die Probleme zu mindern und lösungsorientiert vorzugehen.

Mit diesen grundlegenden Aussagen ist gemeint, dass Kummer und Enttäuschung, wie auch die universellen menschlichen Faktoren wie Alter, Krankheit und Tod, nicht aus dem Leben zu verbannen sind. Es ist legitim und sinnvoll, alles dafür zu tun, Enttäuschungen entgegenzuwirken, auf seine Gesundheit zu achten und Sorge für das eigene leibliche Wohl zu tragen, aber dennoch gibt es keine Garantie dafür, dass es nicht doch irgendwann zu körperlichen oder seelischen Beschwerden kommen wird.

Wenn als Ursachen von Leiden Gier, Hass und Unwissenheit gesehen werden, so ist damit gemeint, dass wir durch unser Bewerten die wechselnden Phänomene des Lebens (die ja zunächst oft ganz neutral sind) in Kategorien wie gut oder schlecht, erwünscht oder unerwünscht, begehrenswert oder hassenswert einordnen und damit eine folgenschwere Unterscheidung vornehmen. Kaum haben wir diese Bewertung vorgenommen, entstehen sofort Gefühle wie Zuneigung, Begierde, Sehnsucht oder Verlangen in Bezug auf das positiv bewertete Objekt. In Bezug auf das negativ bewertete Objekt entsteht Abneigung, Abwertung, Ablehnung und Vermeidung – natürlich mit den entsprechenden Gefühlen von Ärger, Hass, Angst oder Ekel verbunden.

Die Geschichte von Prinz Siddharta

Siddharta, der spätere Buddha, wurde um 560 vor Christus als Sohn eines Fürsten im nördlichen Indien, dem heutigen Nepal, geboren. Es wird berichtet, dass seine Mutter bei seiner Geburt verstarb oder als er noch sehr klein war. Er wuchs, von seiner Tante betreut, sehr behütet im Palast seines Vaters und den umgebenden Parks und Ländereien auf. Er sollte nicht zu früh mit der äußeren Welt und deren Gefahren in Kontakt kommen und durfte deshalb das eingegrenzte und beschützte Areal nicht verlassen.

Als künftigem Herrscher wurde ihm eine besonders sorgfältige Erziehung zuteil. Er lernte verschiedene Sprachen, studierte die alten Schriften, erhielt Unterricht in Mathematik, Astronomie, Philosophie und den damals notwendigen Kenntnissen zur Verwaltung eines Fürstentums. Er entwickelte auch sportliche Fähigkeiten wie Ausdauer, Kraft, kämpferische Techniken und Reiten. Er sollte all das lernen, was ein künftiger Herrscher brauchen würde. Offenbar war Prinz Siddharta sehr begabt und intelligent. Er lernte schnell und entwickelte sich gut.

Er lernte die Schattenseiten des Lebens kennen

Dennoch war er nicht glücklich. Er hatte zwar alles, was man brauchte, im Überfluss, aber irgendetwas fehlte ihm. Vielleicht lag das auch daran, dass ihm der Kontakt mit der Außenwelt verwehrt wurde oder in einer Weise gestaltet wurde, dass er die Probleme der Welt nie zu sehen bekam. In den Sagen, die von seinem Leben berichten, heißt es, dass er im Alter von 29 Jahren das umfriedete Gelände verließ. Dann wurde er in einer sehr intensiven Weise mit den Schattenseiten des Lebens konfrontiert.

Er sah einen schwer kranken Mann, dann einen uralten, von den Jahren gezeichneten Menschen, und schließlich sogar einen Toten. Diese Erfahrung erschütterte ihn zutiefst und er verstand, dass ein angenehmes Leben, Jugend, Gesundheit und das Leben an sich vergänglich sind und unweigerlich irgendwann Krankheit, Alter und Tod auftreten werden. Ab diesem Zeitpunkt befasste er sich mit der Frage, wie es möglich sein kann, trotz dieses Leids, das aus dem menschlichen Leben nicht wegzudenken oder zu verdrängen ist, ein glückliches Leben zu führen.

Siddharta folgte Gurus und betrieb Askese

Er verließ den Palast und folgte verschiedenen spirituellen Lehrern und Gurus. Er lernte von allen, ohne jedoch eine Antwort auf die Frage, wie man dem Leid begegnen könne und trotz Alter, Krankheit und Tod glücklich werden könne, zu finden. Er wurde immer verzweifelter und schloss sich schließlich einer Gruppe von Wanderasketen an, die durch Fasten, extreme yogische Körperübungen und andere Praktiken versuchten, ihre sinnlichen Bedürfnisse zu unterdrücken, um dadurch mehr geistige Klarheit zu erlangen. Siddharta marterte seinen Körper und fastete so intensiv, dass er fast gestorben wäre. Er wurde aber nicht »erleuchtet«, befreit oder glücklich, sondern nur schwach und matt. Und so gab er diesen Weg der Entsagung auf, da er erkannte, dass dies kein gesunder und heilsamer Erkenntnisweg ist. Er entschied sich für den »mittleren Weg«, den Weg zwischen Befriedigung aller leiblichen Bedürfnisse und Entsagung, zwischen Sinnlichkeit und spiritueller Übertreibung.

Erleuchtung und buddhistische Lehre

Nachdem er sechs Jahre lang den Weg der Askese und der Verneinung körperlicher Bedürfnisse gegangen war, aß und trank er nun wieder in ausreichendem Maße und setzte sich unter einen Bodhibaum mit der Absicht, dort so lange zu meditieren, bis er erwacht sei. Nach sechs Tagen und Nächten in tiefer Meditation erfuhr er in der Morgendämmerung des 7. Tages die Erleuchtung und wurde fortan Gautama Buddha genannt.

Er entwickelte die buddhistischen Lehren, die darlegen und konkret vermitteln, wie es Menschen gelingen kann, glücklich zu werden und in einer guten Form miteinander zu leben. Die wichtigste Lehre war die Lehre von den Vier Edlen Wahrheiten und dem Edlen Achtfachen Pfad. In diesem grundlegenden Text vermittelte er, wie Menschen durch Achtsamkeit aus dem Kreislauf des Leidens aussteigen können.

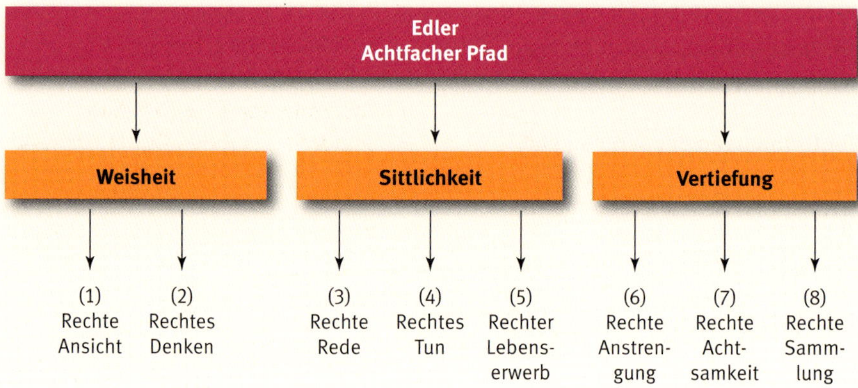

▲ **Der Edle Achtfache Pfad zeigt, wie wir das Leiden überwinden können.**

- Wenn wir etwas haben wollen und es nicht bekommen, entsteht Leiden.
- Wenn wir jemanden lieben und nicht bei ihm sein können, entsteht Leiden.
- Wenn wir etwas nicht mögen und gezwungen sind, damit zu leben, entsteht Leiden.
- Wenn wir jemanden nicht mögen und gezwungen sind, mit ihm zusammen zu sein, entsteht Leiden.
- Unwissenheit verhindert, dass wir erkennen, wie wir selbst dieses Leiden schaffen.

Überwinden des Leidens gelingt dadurch, dass wir lernen, anders wahrzunehmen und anders zu bewerten. Der Weg dahin wird durch den Edlen Achtfachen Pfad vermittelt.

Die Wahrheit von der Überwindung des Leidens

Der Edle Achtfache Pfad lehrt:
- Rechte Ansicht
- Rechtes Denken
- Rechte Rede
- Rechtes Tun
- Rechter Lebenserwerb
- Rechte Anstrengung
- Rechte Achtsamkeit
- Rechte Sammlung

Dieser Pfad zeigt einen Weg auf, wie wir unser Leben auf ein gutes Fundament stellen können. Wir lernen sittliche Grundlagen der Lebensführung und Wege zur Erlangung von Weisheit und Einsicht kennen. Als wesentliches Werkzeug dienen uns dabei die Methoden von Achtsamkeit und Konzentration.

Die vier Grundlagen der Achtsamkeit

In der Satipatthana-Sutra hat Buddha gelehrt, wie wir Achtsamkeit entwickeln und entfalten können. Es geht dabei um eine bestimmte Methode des Wahrnehmens, die wir üben können:

- Achtsamkeit auf den Körper
- Achtsamkeit auf die Gefühle
- Achtsamkeit auf den Geisteszustand
- Achtsamkeit auf die Geistesinhalte

Achtsamkeit auf den Körper

Der Körper ist in der Achtsamkeitspraxis ein zentrales Bezugsobjekt. Wir lernen, uns unserem Körper zuzuwenden und ihn anzunehmen, selbst wenn er nicht perfekt oder ideal ist. Wir betrachten und erleben unseren Körper dabei nicht mit einem strengen und urteilenden Blick, sondern wenden uns unserem inneren Körpererleben zu. Wir lernen, den Körper von innen her zu spüren und zu erleben.

Unser Körper ist unsere Heimat, wir nehmen ihn überallhin mit. Es ist wichtig, dass wir uns wohl in ihm fühlen und ihn auch wirklich bewohnen und nicht nur benutzen.

Am Anfang ist die Körperwahrnehmung schwieriger, als man glaubt. Deshalb üben wir die Körperwahrnehmung oft im Rahmen der Sitzmeditation. Dabei lernen wir, aufrecht und ruhig zu sitzen und auf die Körperempfindungen zu achten. Es fällt uns anfangs vielleicht schwer zu sitzen, ohne uns anzulehnen – die Füße schlafen ein, die Muskeln schmerzen. Zunächst fallen oft die unangenehmen Phänomene auf: die schmerzenden Schultern, der verkrampfte Bauch. Wenn wir diese Empfindungen aber zulassen, ohne ihnen auszuweichen, stellen sich nach und nach auch andere Empfindungen ein, die meist weiter, offener und entspannter sind.

Wenn wir in unserem Körpererleben sind, ist das ein völlig anderer Modus der Wahrnehmung, als wenn wir in Gedanken, Grübelkreisläufen oder Bewertungen sind. Wir bekommen Zugang zu Qualitäten des unmittelbaren Erlebens, Genießens und Spürens. Die achtsame Wahrnehmung des Körpers ermöglicht den Ausstieg aus dem »Kopfkino«.

Nach dieser Übung kümmern Sie sich gut um sich. Sie kochen sich vielleicht einen Tee oder ziehen sich warme Socken an. Vielleicht merken Sie, dass Sie jetzt frische Luft oder ein warmes Bad brauchen. Durch das Hinspüren und Wahrnehmen erfahren Sie, was Ihr Körper jetzt braucht. Es ist wichtig, dass Sie seine Botschaften hören und seine Signale nicht ignorieren.

Übung

In den Körper spüren

Wenn Sie sich angespannt, verkrampft und belastet fühlen, so ist der erste Schritt, dass Sie eine kleine Pause einlegen und wahrnehmen, dass Sie momentan Stress erleben.
Wenn der Moment des Innehaltens gelingt, so schließen Sie für einige Momente die Augen und spüren, wie Sie sich gerade körperlich erleben. Achten Sie darauf, wie sich gerade Ihr Gesicht anfühlt, lösen Sie die Muskulatur des Gesichtes ein wenig. Spüren Sie, wie sich Ihr Nacken und Ihre Schultermuskulatur anfühlen, wie es Ihrem Rücken, Ihrem Bauch, Ihrem Beckenraum und Ihren Beinen und Füßen geht.
Sitzen Sie bequem? Tauchen vielleicht Bedürfnisse auf? Brauchen Sie jetzt etwas?
Als Nächstes machen Sie 10 bewusste Atemzüge. Beim Ausatmen – mit geschlossenen Augen – atmen Sie in die verspannten, verkrampften und engen Bereiche Ihres Körpers hinein. Sie geben sich selbst Raum, gestatten sich, zu spüren, wie es Ihnen gerade geht und was Sie jetzt eigentlich bräuchten.

Achtsamkeit auf Gefühle

Obwohl jeder Mensch natürlich Gefühle hat, ist der Zugang zum unmittelbaren affektiven Erleben durchaus nicht selbstverständlich und einfach. Viele Menschen, die sich oft sogar als besonders vernünftig empfinden, lehnen Gefühle ab und wollen stattdessen lieber kontrolliert und überlegt handeln. Sie achten Gefühle sehr gering und stufen den Verstand höher als Emotionen ein.

Nun soll die Achtsamkeitspraxis natürlich nicht dazu führen, dass wir unseren Stimmungen völlig haltlos ausgeliefert sind oder all unsere Launen rücksichtslos ausleben. Aber die genaue Wahrnehmung der Gefühle ist eine wichtige Fähigkeit, die dazu beiträgt, sich möglichst angemessen, schnell und effektiv um sich zu kümmern. Wenn dies geschieht, so wird es nur sehr selten psychische Störungen geben. Wie ein Heizungsregler, der die sinkende oder steigende Temperatur registriert, melden die Gefühle, ob alles in Ordnung ist, oder ob vielleicht ein Nachregulieren erforderlich ist, um das Befinden zu verbessern. Es ist also sinnvoll wahrzunehmen, was unsere Gefühle uns mitteilen. Bevor wir handeln, ist es klug zu verstehen, was wir brauchen. Unsere Gefühle sagen uns das meist sehr klar, wenn wir sie zulassen und nicht sofort »alles wissen«.

Bei der Achtsamkeit auf Gefühle achten wir einerseits auf die verschiedenen Gefühle und Gefühlsqualitäten, die auftauchen und wieder vergehen. Wir beobachtet, wie sich beispielsweise Gefühle von

Übung

Gefühle achtsam wahrnehmen

Nehmen Sie sich ein paar Minuten Zeit und wenden Sie sich bewusst der Wahrnehmung Ihrer Gefühle zu. Schließen Sie die Augen und spüren Sie zunächst Ihren Körper und achten Sie auf Körpersignale. Diese können dabei helfen, auf die Spuren der Gefühle zu gelangen. Vielleicht nehmen Sie wahr, dass Sie eine kleine Verspannung zwischen den Augenbrauen haben. Daran können Sie vielleicht erkennen, dass Sie etwas erschöpft und überreizt sind und zu viel arbeiten. Ein Druck in der Brust kann Ausdruck von Beklemmung oder Angst sein. Eine Anspannung in Schultern und Armen kann Ausdruck von Ärger oder Wut sein. Ein Erleben von Entspannung und innerer Gelöstheit geht zumeist mit dem Erleben von Freude und Heiterkeit einher.

Traurigkeit, Freude, Langeweile und Ratlosigkeit anfühlen, und geben diesem Erleben wirklich Raum. Wann tauchen die Gefühle auf? Wie lange dauern sie an? Wie geht es Ihnen mit Ihren Gefühlen? Gibt es Unterschiede? Gibt es vielleicht auch mehrere Gefühle? Gefühle, die im Hintergrund oder im Vordergrund sind? Parallele Gefühle? Widersprüchliche Gefühle?

Manche Gefühle zeigen sich nicht sofort, sondern verbergen sich hinter anderen Gefühlen oder tauchen daneben auf. Es braucht unsere Bereitschaft, wirklich hinzuspüren und die Gefühle einzuladen und zuzulassen. Sie werden vermutlich erkennen, dass es unterschiedliche, wechselnde und manchmal ambivalente Gefühle gibt. Das ist vollkommen normal. Vielleicht nehmen Sie ein Gefühl von Belastung und Sorge wahr. Wenn Sie diese Gefühle wirklich zulassen (und nicht gleich ignorieren oder verdrängen), so öffnet sich ein innerer Raum, der andere Gefühle mit sich bringen kann. So kann zum Beispiel dann ein Gefühl von Freundlichkeit auftauchen, mit dem Sie den schwierigen inneren Zuständen begegnen können. Dadurch verwandeln sich die schwierigen Gefühle und verlieren an Bösartigkeit und Destruktivität. Das Zulassen der Gefühle verwandelt diese und macht sie erträglicher und leichter auszuhalten.

Achtsamkeit auf die Geisteszustände

Wenn wir versuchen, zur Ruhe zu kommen und einmal nichts zu machen, stellen wir meist schnell fest, wie schwierig das ist. Im Kopf kommt einfach keine Ruhe auf, weil unsere Gedanken nicht aufhören zu wandern. Der Geist ist unruhig und hört mitunter gar nicht auf zu grübeln. Er denkt über die Vergangenheit und die Zukunft nach, er versucht mit dem Verstand emotionale Probleme zu lösen – was unmöglich ist – und er quält uns mit immer neuen Ideen.

In buddhistischen Ländern wird dieser unruhige Geist der Affengeist genannt. Er hüpft von Ast zu Ast und mit jedem Gedanken tauchen neue Impulse, Gefühle und neue Vorstellungen auf. Wenn wir gut gelaunt sind, stellen wir uns unter Umständen die schönsten Dinge vor, Wünsche tauchen auf, wir träumen von einer goldenen Zukunft. Wenn wir betrübt sind, so erscheint die Welt trist und grau und wir haben die düstersten Gedanken.

In der Achtsamkeit auf die Geisteszustände achten wir darauf, welche geistigen Gegebenheiten vorliegen und unser Gemüt und Denken prägen. Wir schauen gewissermaßen, welche Brille wir heute auf der Nase haben und wie diese Brille unser Denken und Wahrnehmen beeinflusst. Wir erkennen, dass eine erschöpfte oder energiegeladene Verfassung jeweils unterschiedliche Gedanken produziert.

Unsere Gedanken hängen von unserem Geisteszustand ab

Indem wir erkennen, dass die Gedanken maßgeblich von den Geisteszuständen abhängen, erkennen wir, dass unsere Gedanken nicht »wahr« sind, sondern eben

Buddha hat die vier Grundlagen der Achtsamkeit gelehrt:
Achtsamkeit auf den Körper
Achtsamkeit auf die Gefühle
Achtsamkeit auf den Geisteszustand
Achtsamkeit auf die Geistesinhalte

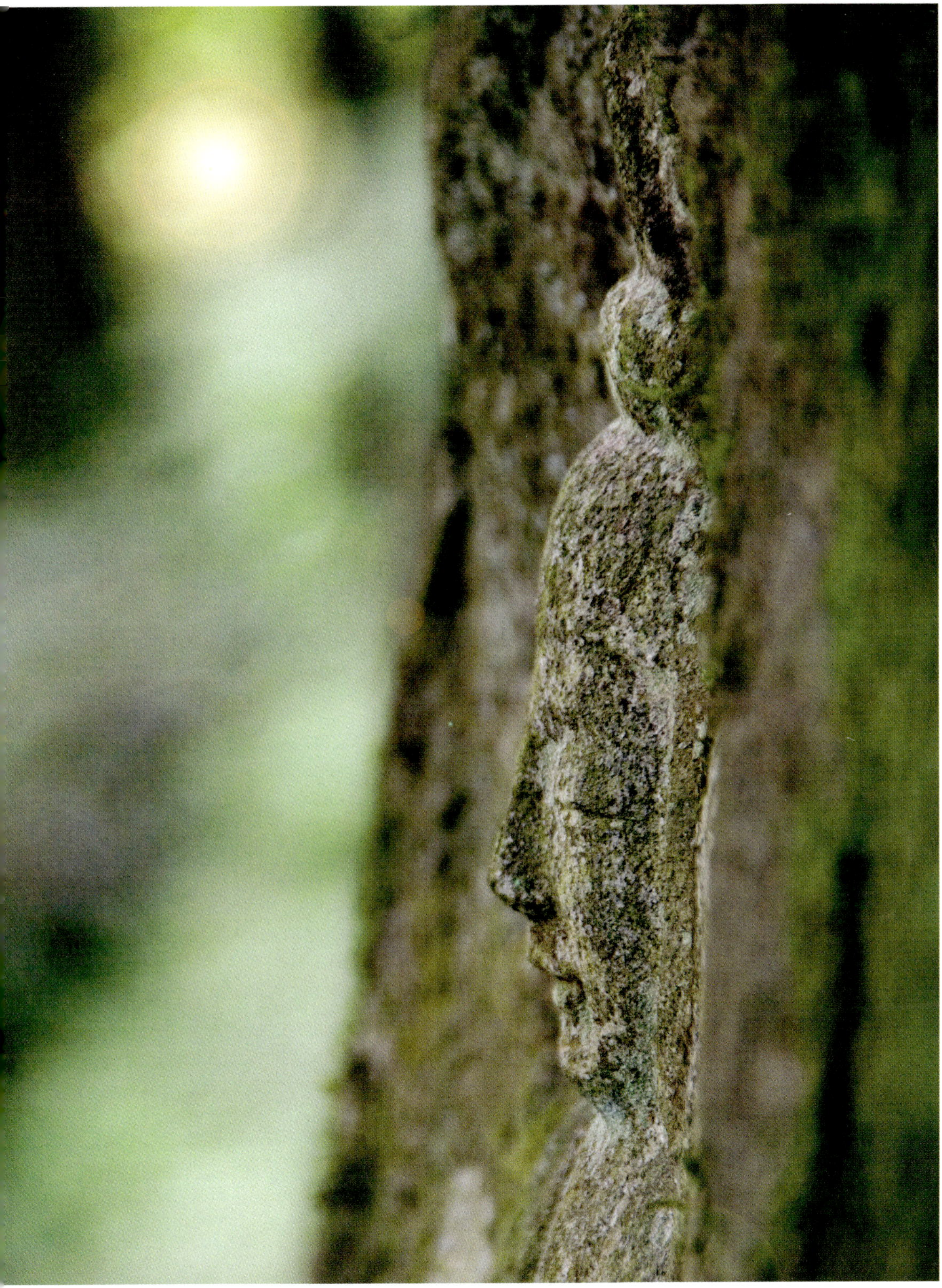

ein Produkt der jeweiligen inneren Verfassung. Dadurch können wir nach und nach etwas Distanz zu ihnen entwickeln. Wir verstehen, dass die Gedanken und Gefühle nicht absolut sind, sondern sich ununterbrochen – in Abhängigkeit von unseren jeweiligen Geisteszuständen – ändern.

Man kann sich diese Geisteszustände wie innere Anteile vorstellen, die im Moment im Vordergrund unseres Bewusstseins aktiv sind und somit unser Erleben prägen. Wenn wir beispielsweise bedürftig, anlehnungsbedürftig und anschmiegsam sind, so kann möglicherweise ein kindlicher Anteil aktiv sein. Wenn wir streitlustig, rebellisch und überkritisch sind, so kommt vielleicht ein Anteil aus unserer Teenagerzeit zum Vorschein. Wenn wir am Arbeitsplatz überengagiert und getrieben erscheinen, so hat uns vielleicht unser innerer Antreiber im Griff und verlangt noch mehr Leistung.

Sie sind aber »mehr als die Summe Ihrer Teile«. Natürlich werden Sie durch Ihre jeweiligen Persönlichkeitsanteile als Persönlichkeit geformt. Durch Ihre verschiedenen Aspekte erlangen Sie Vielschichtigkeit, Tiefe, Lebendigkeit und verschiedene Ausdrückmöglichkeiten. Sie sind aber mehr: Sie können Ihre Geisteszustände von innen spüren und von außen darauf blicken; und Sie können sie auch beeinflussen. Wenn zum Beispiel ein trauriger Persönlichkeitsanteil Ihr Erleben prägt, so können Sie diesen wahrnehmen, sich seiner annehmen und ihn trösten. Dadurch wird sich dieses Erleben ändern, verwandeln oder sogar auflösen.

Achtsamkeit auf die Geistesinhalte

Wenn wir bei den Geisteszuständen auf unsere geistige Verfassung achten, so achten wir bei den Geistesinhalten auf die Vorstellungen, Erinnerungen, Träume oder Pläne, die im Moment auftauchen und uns gefangen nehmen. Es sind verwirrend viele und sehr unterschiedliche Dinge, die uns durch den Kopf gehen. Meist wird uns die Flut der Gedanken erst bewusst, wenn wir innehalten und uns selbst genauer beobachten.

Wenn Sie Ihre Gedanken und Vorstellungen genauer wahrnehmen, so erkennen Sie, dass jedem Gedanken in der Regel ein Gefühl oder ein Impuls folgt, der Sie aktiviert, antreibt oder belastet.

Bei der Achtsamkeit auf die Objekte des Geistes versuchen Sie, nur zu beobachten, was gerade durch Ihren Geist zieht, ohne sich damit zu identifizieren. Es ist so, als würden Sie im Kino sitzen und sich bewusst sein, dass es nur ein Film ist, den Sie sehen und nicht die Realität. Bei der Achtsamkeit auf die Denkinhalte beobachten Sie, welche Gedanken oder Vorstellungen auftauchen und wieder ver-

Übung

Flussübung

Stellen Sie sich vor, dass Sie am Ufer eines Flusses sitzen. Sie sitzen stabil, aufrecht und mit einem guten Kontakt zu Ihrem Körper. Ihr Geist ist wach, interessiert und aufmerksam. Nun wenden Sie sich dem fließenden Gewässer zu, das vor Ihnen vorbeifließt. Dieses Gewässer symbolisiert den ständigen Fluss der sich verändernden Wahrnehmung. Körperliche Empfindungen, Gefühle, wechselnde Stimmungen und Vorstellungen tauchen auf und verschwinden wieder. Betrachten Sie dieses Vorbeifließen wie das Wasser im Fluss.
Alles ist in ununterbrochener Bewegung und Wandlung, nie bleibt das Wasser stehen. Genauso verhält es sich mit unseren Empfindungen, Gefühlen, Stimmungen und Vorstellungen auch; sie sind in ununterbrochener Bewegung und Wandlung. Wenn wir die Haltung des inneren Beobachters einnehmen, können wir das sehen. Wir sind nicht im Wasser oder im Inhalt unseres Erlebens, sondern wir sitzen am Ufer des Stromes und schauen auf den Strom der Wahrnehmung, der in unserem Bewusstsein entsteht.

schwinden. Sie können auch beobachten, was die Gedanken auslösen, zum Beispiel Sorge, Anspannung oder Angst. Sie finden es vielleicht zunächst sonderbar, Vorstellungen beobachten zu wollen. Geht das überhaupt?

Die oben beschriebene Übung kann Ihnen dabei helfen: Stellen Sie sich vor, wie Sie am Ufer eines Flusses sitzen; der Fluss ist Ihr Gedankenstrom; Sie sitzen sicher am Ufer und können zuschauen, wie die verschiedenen Gedanken an Ihnen vorbeifließen. Wir haben eine sichere Position auf der Böschung am Ufer und sind nicht in Gefahr, mitgerissen oder fortgespült zu werden. Zudem haben wir mit dieser Position die Möglichkeit, die Dinge, die vorbeifließen, wirklich zu beobachten und zu erkennen. In Bezug auf unseren Geist, werden wir uns einerseits bewusster, was uns gerade beschäftigt und entwickeln zugleich Überblick und Verständnis.

Achtsamkeit als Haltung

Achtsamkeit ist kein starres Lehrsystem, auch keine abgegrenzte meditative Technik, sondern eigentlich eine Haltung, die es uns ermöglicht, dem jeweiligen Gegenwartsmoment in der bestmöglichen Weise zu begegnen. So kann es für junge Eltern unter Umständen sinnvoller sein, ihre Zeit – statt in zurückgezogener Meditation – in einem bewussten und bezogenen Kontakt mit ihren Kindern zu verbringen. Die offene Zuwendung, die Feinfühligkeit, mit der sie die Signale ihrer Kinder wahrnehmen, interpretieren und beantworten, und die Bezogenheit und Verbundenheit, die dabei entsteht, kann unter Umständen als Achtsamkeitspraxis verstanden werden, wenngleich nicht als meditative Achtsamkeitspraxis.

Achtsamkeit ist eine Fähigkeit, die jedem Menschen zur Verfügung steht, und viele Menschen sind auch sehr achtsam, ohne dass sie es so benennen würden. Gärtner, die ihre Pflanzen hegen und pflegen, Musiker, die sich in den Dienst des musikalischen Ausdrucks stellen, Künstler, die Dinge neu und anders sehen und gestalten können. Sie sind oft in einem Zustand der inneren Achtsamkeit.

Manchmal sind wir offen, zart und empfindsam, können uns liebevoll und zärtlich unserem Partner, unseren Kindern oder Mitmenschen zuwenden. Dann erleben wir Beglückung und Verbundenheit. Manchmal sind wir jedoch eingeengt, in unseren Gedanken und Sorgen verstrickt und finden keinen Ausweg.

Vom Tun- zum Seins-Modus wechseln

Der Zustand der inneren Achtsamkeit ist eine andere Geistesverfassung, als das übliche Alltagsbewusstseins. Im Alltagsbewusstsein sind wir in einem Tun-Modus, der uns zu Aktivität, Anstrengung, Zielorientierung und kritischem Denken antreibt. Dieser Zustand ist nicht schlecht oder krankhaft. Er wird es erst, wenn es keine Abwechslung mit dem Seins-Modus gibt, in dem nichts geleistet, bewerkstelligt oder erreicht werden muss. Im Seins-Modus sind wir vollkommen in Ordnung, so wie wir gerade sind. Wir müssen nicht anders, besser oder erfolgreicher sein, sondern dürfen genauso sein, wie wir eben sind.

Beispiel: Der verpasste Zug

Stellen Sie sich vor, wie Sie von der Arbeit kommen und zum Bahnhof hetzen und sich furchtbar anstrengen, den Anschluss nicht zu verpassen. Sie werden schnell gehen oder vielleicht sogar hetzen und sind sehr erpicht darauf, dass Sie nicht zu spät kommen. Sie werden vielleicht sogar rennen und sich dabei noch mehr anstrengen. Ihre Tasche hängt schwer in Ihrer Hand, das Herz schlägt immer schneller, Sie schwitzen vielleicht und fluchen vor sich hin, weil Sie so spät dran sind und weil Ihr Chef Sie in letzter Minute noch mit irgendeiner Lappalie aufgehalten hat.

Während Sie in den Bahnhof stürmen und gerade die Treppe zum Bahngleis hochrasen wollen, stolpert eine alte Frau und fällt hin. Sie sind im Zwiespalt, was Sie machen sollen, entscheiden sich aber doch, ihr hochzuhelfen und sich zu vergewissern, dass sie nicht verletzt ist. Wegen dieser Begebenheit verpassen Sie den Zug. Der nächste fährt erst eine Stunde später.

Nun stehen Sie auf dem Bahnsteig und sehen dem Zug nach, der davonfährt. Sie ärgern sich einen Moment, aber erkennen, dass der Ärger Ihnen jetzt auch nicht viel bringt, und überlegen stattdessen, was Sie mit der Zeit anfangen können. Sie spüren jetzt, wo Sie plötzlich Zeit haben und sich auch die Zeit geben wahrzunehmen, wie angespannt Sie sind, Sie merken auch, dass Sie seit heute Morgen nichts getrunken haben und auch Lust auf ein belegtes Brötchen hätten.

Nun gehen Sie zum Kiosk, holen sich einen Orangensaft und ein Brötchen und setzen sich auf eine Bank vor den Bahnhof. Sie essen und trinken und nehmen sich die Zeit zu spüren, wie es Ihnen eigentlich geht. Sie beobachten die Leute, die vorbeirasen, und empfinden etwas Mitleid mit all den gehetzten Menschen. Sie denken an die alte Frau und hoffen, dass sie zurechtkommt. Sie freuen sich, dass Sie ihr helfen konnten, freuen sich aber auch, dass Sie selbst nicht so gebrechlich sind. Währenddessen geht es Ihnen immer besser. Sie merken, wie gut Ihnen diese freie Stunde tut und wie Sie sich langsam erholen. Sie schließen die Augen und erleben dieses Nicht-Tun ganz bewusst, das Sie jetzt ohne schlechtes Gewissen genießen können.

Stress bewältigen mit Achtsamkeit

Ich sitze am Straßenhang.
Der Fahrer wechselt das Rad.
Ich bin nicht gern, wo ich herkomme.
Ich bin nicht gern, wo ich hinfahre.
Warum sehe ich den Radwechsel mit Ungeduld?
(Bertolt Brecht)

Im Folgenden lernen Sie die von Jon Kabat-Zinn entwickelte Stressbewältigungsmethode »Mindfulness Based Stress Reduction« (MBSR) kennen. Das MBSR-Übungsprogramm ist leicht nachvollziehbar und daher für fast jeden geeignet. Die positiven Wirkungen sind belegt. Diese stellen sich aber natürlich – wie bei jeder Achtsamkeitsmethode – nur ein, wenn Sie tatsächlich regelmäßig üben.

Nach einem MBSR-Kurs, der 8 Wochen dauert, haben sich im Gehirn neue neuronale Strukturen entwickelt, die für die Wahrnehmung des Körperbewusstseins und der nach innen gerichteten Aufmerksamkeit verantwortlich sind. Das haben Hirnscans und MRT-Bilder gezeigt. Die Zunahme der Achtsamkeit mit dieser Methode ist also wissenschaftlich belegt. Am Anfang eines MBSR-Kurses geht es darum, die eigene Körperwahrnehmung zu fördern. Denn wir spüren zwar, wenn uns etwas wehtut, doch für feinere Körpersignale und -empfindungen sind wir häufig nicht besonders empfänglich.

Bodyscan – durch den Körper reisen

Durch ein langsames und methodisches Durchwandern Ihres Körpers von innen, können Sie einen Zugang zu Ihrem Körper finden, der Verankerung, Stabilität und »Heimat in sich selbst« vermitteln kann. Dabei »scannen« Sie den ganzen Körper auf eine sehr systematische Weise von unten nach oben, um jeden Zentimeter, jeden Millimeter der eigenen Haut und des eigenen Körpers zu spüren. Während Sie sich voll auf Ihren Körper konzentrieren, kommen auch Ihre Gedanken zur Ruhe. Als Nebeneffekt ist der Bodyscan also entspannend. Nicht selten höre ich im Laufe der Übung hier und dort ein leises Schnarchen. Diese Übung eignet sich deshalb auch gut für Menschen mit Schlafstörungen. Wenn Sie den Bodyscan vor dem Einschlafen durchführen, hilft das beim Ein- und Durchschlafen und verbessert die Schlafqualität. Wie bei allen Achtsamkeitsübungen ist der Entspannungseffekt allerdings nur ein Nebeneffekt; hauptsächlich geht es darum, das Körperbewusstsein und die Konzentration zu fördern.

Die Übungen in den Alltag integrieren

Wenn Sie Achtsamkeitsübungen praktizieren möchten, ist es sinnvoll, sich täglich eine bestimmte Zeit dafür zu reservieren. Wenn Sie meinen, dass Sie nicht die Zeit haben, um täglich für sich selbst etwas zu machen, ist vielleicht gar nicht die Zeit das tatsächliche Problem. Vielleicht geht es vielmehr um eine mangelnde Selbstfürsorge. Gerade bei Menschen mit psychischen Problemen beobachte ich oft, dass sie nicht gut für sich selbst sorgen. Sie kümmern sich oft aufopferungsvoll um ihre Familienangehörige, andere Menschen oder Tiere, aber nicht um sich selbst.

In früheren Jahrhunderten war es durchaus normal, eine gewisse Zeit täglich oder wöchentlich für seine seelischen Belange einzuplanen. Es war einfach normal, in die Kirche zu gehen, zu beten, zu singen und sich um sein Seelenheil sorgen zu dürfen. Wer kein Kirchgänger war, hat vielleicht in seinem Garten oder seiner Werkstatt herumgewerkelt und sich somit die Zeit und Ruhe genommen, die er gebraucht hat. Heute erscheint das Bedürfnis nach Stille und innerer Sammlung schon fast peinlich. Es scheint, als ob wir ein ununterbrochenes Funktionieren von uns erwarten und als sei es ein Zeichen von Schwäche oder Krankheit, Pausen zum Aufladen der Batterien und zum Wahrnehmen von sich selbst zu benötigen.

Am besten täglich üben

Die Achtsamkeitspraxis ermöglicht es Ihnen, Ihre seelischen Batterien aufzuladen. Dazu braucht es aber Ihre Bereitschaft, sich wirklich auf die Erfahrungen einzulassen und sich täglich Zeit für die Übungen zu reservieren. Denn die Achtsamkeitspraxis ist nicht nur ein einsichtsorientierter Weg, sondern vor allem ein übungsorientierter Weg, der die konkrete Praxis, das konkrete Tun und die konkrete Erfahrung im Blick hat.

Sie werden – wenn Sie sich auf die Übung einlassen – durchaus nicht nur die ersehnte Erfahrung von Ruhe und Entspannung machen. Wenn Sie anfangen, hinzuspüren, werden Sie auch die unangenehmen Empfindungen deutlicher wahrnehmen. Alles kann sich zeigen, lustvolle, aber eben auch unlustvolle Empfindungen. Auch das ist in Ordnung so. Letztlich zeigt sich in der Übung, was sich zeigen will oder was da ist; das können auch für Sie schwierige körperliche oder emotionale

Der Bodyscan – den Körper achtsam wahrnehmen

Beim Bodyscan wandern Sie durch die verschiedenen Regionen Ihres Körpers. Es geht darum, Ihren Körper und alle Empfindungen, die aufkommen, mit einer wachen, interessierten und vor allem annehmenden inneren Haltung zu erkunden. Es ist hilfreich, wenn Sie für diese Übung eine Zeit wählen, in der Sie für ca. 40 Minuten ungestört sind. Sorgen Sie für angenehme Raumtemperatur, lockere Kleidung und gute Umgebungsbedingungen. Ein Anleitung zum Bodyscan finden Sie auf der beiliegenden CD.

Legen Sie sich flach auf den Rücken. Die Arme liegen locker neben Ihrem Körper mit den Handflächen nach oben. Nehmen Sie wahr, wie Sie sich im Raum fühlen, wie sich Ihr Körper anfühlt, wie Sie atmen und wie Sie sich selbst von innen her erleben. Schließen Sie die Augen, wenn es Ihnen möglich ist, und lassen Sie sich auf eine offene und freundliche Erkundung Ihres ganzen Körpers ein – von den Zehenspitzen zu den Haarwurzeln.

Jede Körperstelle abscannen

Lenken Sie Ihre Aufmerksamkeit wie ein Lichtstrahl zu Ihrem linken großen Zeh und spüren Sie, was Sie wahrnehmen, wenn Sie anfangen, genau hinzufühlen. Dies kann ein Kribbeln oder leichtes Strömen, das Empfinden von Wärme oder Kälte, von einem Luftzug oder der Wahrnehmung der Socken an den Füßen sein. Nehmen Sie wahr, was ist, und nicht, was sein soll. Es kann durchaus sein, dass Sie im jeweiligen Moment nichts spüren – auch das ist in Ordnung.

Gehen Sie nun systematisch vom großen Zeh zu den weiteren Zehen des linken Fußes, dann zur Fußsohle, der Ferse, dem Fußrücken und dem Fußgelenk. In dieser Weise wandern Sie Zentimeter für Zentimeter immer weiter nach oben, über die Waden und das Schienbein, die Kniekehle und die Kniescheibe bis zum Oberschenkel und der Hüfte. Wiederholen Sie diesen Prozess für das rechte Bein und lenken Sie die Aufmerksamkeit im Weiteren dann zum Beckenbereich, dem Bauchbereich, dem Rücken und der Brust sowie den Armen und Händen und schließlich zu Schultern und Nacken, um mit einer sehr genauen Wahrnehmung der Kopfhaut und des gesamten Gesichtes zu schließen.

Lassen Sie Ihren Atem während dieser Übung natürlich fließen, ohne etwas am Atem verändern zu wollen. Sie brauchen also nicht besonders tief zu atmen oder bestimmte Atemtechniken anzuwenden. Versuchen Sie – so gut es geht – wach zu bleiben und aufmerksam zu sein. Sie werden aber feststellen, dass Sie vermutlich gelegentlich wegdriften und den »Faden verlieren«. Das kann durchaus vorkommen. Wenn Sie das bemerken, dann führen Sie den Bodyscan mit dem Körperteil fort, bei dem Sie zuletzt waren, bzw. beim Anhören der CD mit dem Körperteil, über den gerade gesprochen wird.

Nichts ändern oder bewerten – einfach wahrnehmen

Bei der Übung geht es nicht darum, etwas Bestimmtes zu fühlen oder nicht zu fühlen, sondern genau das wahrzunehmen, was sich im Moment zeigt. Sie müssen nichts leisten, nichts verändern oder sich irgendwie anstrengen, sondern Sie können vielmehr alles genau so zulassen, wie es gerade eben ist. Manchmal zeigen sich auch Verspannungen oder Schmerzen, auch diese gehören dann zu Ihrem Erleben, und es ist gut, wenn Sie sich ihnen ein wenig zuwenden und vielleicht mit Ihrem Atem erspüren. Bleiben Sie aber bitte nicht zu lange an dieser Stelle, sondern führen Sie den systematischen Bodyscan fort und wenden sich dem nächsten Körperteil zu.

Es gibt keine richtigen oder falschen Empfindungen

Jede Empfindung darf sein und gehört im Moment dazu. Wenn Gefühle oder Gedanken auftauchen, so nehmen Sie auch das kurz wahr und wenden sich dann wieder der Körperreise zu. Wenn sich Stellen taub anfühlen oder wenn Sie nichts spüren, so ist auch das in Ordnung. Nehmen Sie dieses Erleben wahr und registrieren Sie es. Vielleicht ist das am nächsten Tag wieder ganz anders. Beobachten Sie genau, was Sie wahrnehmen, lassen Sie nichts weg, fügen Sie nichts hinzu. Erwarten Sie nichts, bewerten Sie nichts und versuchen Sie, wie eine Antenne empfangsbereit zu sein für die Signale, die Ihr Körper sendet.

Zustände sein. Wenn Sie es bisher gewohnt waren, Unangenehmes zu verdrängen, nicht genau hinzuspüren oder sich abzulenken, probieren Sie jetzt das genaue Gegenteil. Sie wenden sich der unangenehmen Empfindung oder dem für Sie problematischen Geschehen mit freundlicher Aufmerksamkeit zu. Man kann diese Erfahrung vielleicht mit einem Kind vergleichen, das quengelt oder weint, weil es sich wehgetan hat. Indem Sie sich dem Kind zuwenden und die Schmerzen ernst nehmen, es vielleicht trösten und auf den Schoß nehmen, wird es sich bald beruhigen und wieder fröhlich sein. Falls Sie es aber ablehnen, wegstoßen und beschimpfen, werden die Schmerzen größer und das Kind wird sich nicht geliebt und angenommen fühlen.

Zu den weiteren wichtigen Übungen der Stressbewältigung durch Achtsamkeit gehören die sogenannten formellen Meditationsübungen wie die Atemmeditation und die Achtsamkeitsmeditation. Mit diesen üben wir, den »Affengeist« langsam zur Ruhe zu bringen, indem wir uns auf eine einzige Sache konzentrieren. Um sich beispielsweise ganz auf den eigenen Atem zu konzentrieren, hat es sich bewährt, sich in eine sitzende Meditationshaltung zu begeben. Diese seit Jahrtausenden praktizierten Sitzhaltungen unterstützen die Übungen und vermitteln dem Meditierenden die nötige Ruhe, Kraft, Energie und innere Präsenz.

Ihren Platz einnehmen

Es gibt die Erfahrung, dass wir oft nicht wirklich da sind, wo wir zu sein scheinen. Wenn wir sitzen, stehen wir oft schon, und wenn wir stehen, dann gehen wir schon. Die Sitzmeditation hat den Zweck, das Ankommen an einem Platz und das wirkliche Einnehmen dieses Platzes zu vermitteln und so zu üben, dass wir beim Sitzen wirklich sitzen und das Sitzen mit all seinen Qualitäten erleben. Dabei kann das Bild des Berges helfen, der unerschütterlich seit Jahrtausenden auf seinem Platz ausharrt und diesen Platz würdevoll und oft majestätisch ausfüllt. Der Berg hat eine breite Basis, die Kontakt zur Erde und Stabilität garantiert. Zugleich ragt er hoch hinaus in freie Lüfte. Von der Spitze aus sieht man die Dinge des Lebens anders, mit mehr Abstand und verschiedenen Blickwinkel. Die Bergmeditation soll diese Haltung vermitteln.

Übung

Bergmeditation

Stellen Sie sich vor, dass Sie auf einem Berg sitzen und selbst Teil dieses Berges werden. Sie sitzen selbst, wie ein Berg mit einer breiten Basis auf der Erde, stabil, fest unverrückbar. Sie spüren wie Sie auf dem Kissen, dem Stuhl oder dem Bänkchen sitzen und dabei geerdet, zentriert und stabil sitzen. Achten Sie darauf, dass Ihre Sitzposition aufrecht ist.
Nun wenden Sie sich Ihrem Körpererleben zu und nehmen sich Zeit, um Ihre Fußsohlen, Ihre Beine, Ihr Gesäß und Becken gründlich zu spüren. Sie spüren jeden Zentimeter, jeden Millimeter Ihrer Haut und der Hautempfindungen. Sie spüren auch den Druck Ihrer Füße auf den Boden oder Ihres Gesäßes auf dem Kissen oder Stuhl. Sie lassen sich immer mehr auf Ihrem Platz nieder, Sie nehmen diesen Platz wirklich ein. Es ist eine stabile Basis, auf der Sie unerschütterlich ruhen und die Ihnen einen Halt für die Beobachtung Ihrer Wahrnehmungen gibt. Von dieser Basis richten Sie sich – Wirbelkörper für Wirbelkörper – auf und nehmen eine gerade und würdevolle Haltung ein. Der Scheitel richtet sich zur Decke, das Kinn ein wenig zum Brustbein, damit der Nacken gestreckt ist. Ihr Kopf ist, wie der Gipfel des Berges im Himmel. Er ist frei und hat den Überblick.
Wenn nun Empfindungen, Gefühle, Stimmungen oder Vorstellungen auftauchen, so betrachten Sie diese Phänomene wie Wolken, die vorüberziehen. Sie nehmen sie zur Kenntnis, tauchen aber nicht in die Inhalte ein und versuchen, sich nicht zu verwickeln. Ruhig und gelassen beobachten Sie das Auftauchen und das Verschwinden der Gedanken, die wie Wolken am Himmel auftauchen und vorbeisegeln. Es ist gut, die Gedanken zur Kenntnis zu nehmen. Mehr ist aber nicht erforderlich. Sobald klar ist, um was sich unser Geist jetzt wieder dreht, können wir die Gedanken loslassen und uns wieder dem Körpererleben zuwenden.

Sich auf einen Fokus konzentrieren

Eine Voraussetzung für die Entwicklung von Achtsamkeit ist es, seine Aufmerksamkeit zu bündeln, nach innen zu lenken und sich wirklich auf sich selbst und die Wahrnehmungen, die damit einhergehen, einzulassen. Es geht darum, Konzentration zu entwickeln, die sogenannte einspitzige Aufmerksamkeit, weil man seine Aufmerksamkeit gebündelt auf ein Objekt richtet. Ein sehr guter Weg, um dies zu üben, ist die Beobachtung des eigenen Atems.

Die Atemmeditation vermittelt Konzentration und ermöglicht das Einüben von Geistesruhe (Samadhi). Sie richten den Fokus Ihrer Aufmerksamkeit auf eine einzige Sache, Ihren Atem. Indem das Feld der Aufmerksamkeit bewusst geschmälert wird und der Geist nur auf den Atem gelenkt wird, werden die anderen Dinge, die für Unruhe und Erregung sorgen, immer mehr ausgeblendet. Durch die Fixierung auf eine einzige Sache kommt zwangsläufig immer mehr Ruhe und Entspannung auf. Da Sie auf Ihren Atem achten, achten Sie weniger auf Ihre Sorgen, übliche Grübeleien oder Ihre Körperbefindlichkeit. Dadurch dass diese Phänomene ausgeklammert werden, taucht als angenehmer Nebeneffekt Ruhe und Erholung auf. Atemmeditation ist aber primär keine Entspannungstechnik, sondern eine Methode, um Konzentration zu üben.

Wenn trotz der Fokussierung auf den Atem störende Gedanken, Gefühle und Vorstellungen auftauchen, so ist das recht natürlich. Der Automatismus unseres Denkens und Bewertens ist sehr stark ausgeprägt. Es ist schon ein Erfolg und Zeichen achtsamer Wahrnehmung, wenn Sie erkennen, dass Sie sich wieder in Gedanken verloren haben. Wenn Sie das bemerkt, kehren Sie – ohne sich über sich selbst aufzuregen – zur Beobachtung des Atems zurück. Wichtig ist, dass Sie immer wieder aufs Neue versuchen, sich nicht in

Übung

Atemmeditation

Bitte spüren Sie, wo Sie Ihren Atem am besten wahrnehmen, und beobachten Sie, wie Ihr Atem einströmt und ausströmt. Dies kann zum Beispiel beim Heben oder Senken der Bauchdecke sein, beim Einströmen oder Ausströmen der Atemluft an den Nasenlöchern oder auch bei den Bewegungen des Brustkorbs beim Einatmen und Ausatmen. Sie können auch den inneren Atemvorgang beobachten und feststellen, wie sich der Atem im Köper entfaltet und den ganzen Körper durchströmt.
Sie können nun beobachten, wie beim Einatmen die Luft einströmt und wie die Zellen des Körpers mit Sauerstoff versorgt werden. Sie können beobachten, wie nach dem Einatmen das Ausatmen folgt und wie mit dem Ausatmen auch Druck und Anspannung losgelassen werden können. Nach dem Ausatmen gibt es meist eine kleine Pause, eine kurze Atemstille. Dieser kurze Moment nach dem Ausatmen ist meist ein sehr friedlicher Moment. In diesem kleinen Augenblick gibt es keine Unruhe oder Bedürfnisse. Für einen Moment ist alles still und gut, wie es ist. Es lohnt sich, diesen Moment nicht zu verpassen und in ihn hinein zu entspannen.
Nun folgt wieder der nächste Atemimpuls und Sie beobachten wieder, wie der Atem einströmt, bis ein Moment der Sättigung erzielt ist, und wie sich nach der Atemfülle wieder die Ausatmung ereignet.
Im Folgenden wird jeder einzelne Atemzug in all seinen Qualitäten wahrgenommen und jeder Moment des Atemprozesses genau erlebt.

die Inhalte Ihrer Gedanken und Vorstellungen zu verstricken und zu verlieren, sondern dass Sie sich von dem Sog der Gedanken lösen und zur unmittelbaren Atembeobachtung zurückkehren.

Wenn Sie die Atemmeditation etwas besser beherrscht, können sie diese statt des Bodyscans praktizieren. Am besten ist es, diese Übung morgens nach dem Aufstehen zu praktizieren. Sie werden schon nach wenigen Tagen feststellen, dass Ihre Tage besser verlaufen und dass Sie sich selbst wohler fühlen, wenn Sie den Tag mit einer solchen Übung beginnen.

Für Anfänger kann es hilfreich sein, die Atemzüge zu zählen. Zählen Sie 10 Atemzüge jeweils von 1–10. Falls Sie zwischendrin abdriften, fangen Sie wieder bei 1 an.

Gut ist es, wenn Sie sich täglich eine feste Zeit für diese Atemmeditation vornehmen. Vielleicht sind zunächst 10 Minuten ausreichend. Längerfristig sind 20–25 Minuten täglich zu empfehlen.

Achtsamkeitsmeditation (offenes Gewahrsein)

Die eigentliche Achtsamkeitsmeditation ist eine Meditation, die sich den Phänomenen zuwendet, die gerade im Bewusstsein auftauchen. Es können körperliche, emotionale Phänomene sein, aber auch die Gedanken, die gerade auftauchen, und die jeweiligen Stimmungen, die die Gedanken und Gefühle prägen. Sie beobachten, was gerade im Feld des Gewahrseins auftaucht, und nehmen dies zur Kenntnis. Dabei ist es wichtig, mit einer bestimmten Haltung hinzuschauen:

- wohlwollend, akzeptierend
- nicht urteilend, nicht wertend
- nicht identifiziert mit dem Objekt der Beobachtung, jedoch unmittelbar teilhabend
- unvoreingenommen, offen
- die Welt wie mit den Augen eines Kindes betrachtend (»Anfängergeist«)

Sie üben während der Meditation immer wieder »aktives Nicht-Tun« ein. Das bedeutet, dass Sie Ihre Impulse wahrnehmen, wie zum Beispiel den Wunsch sich zu kratzen, weil eine Stelle juckt, oder die Haltung zu ändern, weil die Füße eingeschlafen sind. Dieses Bedürfnis registrieren Sie aufmerksam, aber Sie folgen nicht dem Impuls. Sie kratzen sich also beispielsweise nicht an der juckenden Stelle, sondern beobachten stattdessen, wie sich der Juckreiz entwickelt. Sie beobachten auch, welche Impulse, Gedanken oder Empfindungen anschließend auftauchen; gewöhnlicher Weise verschwindet der Juckreiz nach einer gewissen Zeit von allein. Diese Beobachtung eigener Impulse und Reaktionen ermöglicht es uns, ein größeres Verständnis für unsere eigene Natur zu entwickeln. Zudem erfahren wir unmittelbar, wie sich Phänomene, nach der paradoxen Theorie der Veränderung, dann ändern, wenn wir sie akzeptiert haben.

Der Anfängergeist

Der Zen-Meister Shunryu Suzuki hat in seinem schönen Buch *Zen Geist – Anfänger-Geist* vermittelt, wie wichtig es in der Praxis der Achtsamkeitsmeditation ist, ganz bewusst die Haltung eines Anfängers einzunehmen und eben nicht die Haltung eines Experten. Experten »wissen« sehr schnell, oft viel zu schnell, was los ist. Sie können den jeweiligen Phänomenen einen Begriff, ein Label, eine Diagnose oder eine Theorie zuordnen und haben die Angelegenheit somit kategorisiert und abgehakt.

Der Anfänger »weiß« zunächst nichts. Er schaut hin, nimmt wahr, lässt sich Zeit und urteilt nicht vorschnell. Indem er sich den Phänomenen wirklich zuwendet, kann er sie wirklich riechen, schmecken, tasten und erleben. Der Anfängergeist ermöglicht uns sinnliche Erfahrungen und nicht nur ein theoretisches und begriffliches Wissen um die Dinge, das schließlich nur ein Konzept ist. Ein Beispiel für den Unterschied des Anfängergeistes und des Expertengeistes ist die Rosinenübung.

Jeder kennt Rosinen und hat eine Meinung dazu. Es gibt Menschen, die Rosinen lieben, andere finden sie zu süß, fad, zu klebrig etc. Diese Meinung haben wir uns aufgrund bestimmter Erfahrungen oder Umstände gebildet und irgendwann steht sie fest. Dadurch werden neue oder andere

Übung

Rosinenübung

Bei der Rosinenübung lassen wir uns circa 20 Minuten Zeit, um eine Rosine wirklich zu erfassen. Wir schauen sie an und versuchen ihre Form, ihre Farbe, ihre Oberflächenbeschaffenheit und Struktur zu beschreiben. Dann versuchen wir mit geschlossenen Augen, die Rosine zu ertasten, die Rillen und Einkerbungen zu spüren und die Form, Größe und Beschaffenheit ihres Materials, ihre Formbarkeit und Veränderbarkeit, auch in Abhängigkeit von der Wärme unserer Hände, zu spüren. Wir können die Rosine sogar hören. Wenn wir sie ans Ohr halten und etwas reiben, hören wir ein feines Knistern. Dann riechen wir die Rosine und nehmen die verschiedenen Duftqualitäten wahr, die unter Umständen auch alte Erinnerungen an Stollenbacken, an Omas Küche oder an Kinderzeiten hervorrufen. Schließlich stecken wir die Rosine in den Mund und lassen uns Zeit, die Entfaltung des Geschmacks zu beobachten. Wir beobachten, wie vielleicht der Speichelfluss in Gang kommt und wir beobachten, mit welcher Lust oder Unlust, mit welcher Gier oder auch mit welcher Aggression wir die Rosine zerkleinern, zerreiben, zerkauen und schlucken. Auch nach dem Herunterschlucken können wir beobachten, wie lange der Geschmack nachwirkt.

Erfahrungen nicht mehr zugelassen oder für möglich gehalten. Es wird möglicherweise schwierig, eine Rosine konkret zu erfassen – ihre Farbe, Form, Oberfläche und ihren Geruch, Geschmack. Das Konzept der Rosine, das wir entwickelt haben, steht der konkreten Erfahrung dieser speziellen Rosine im Weg. Ähnlich kann es uns mit unserem Nachbarn, unserer Arbeit, unseren Partnern und vielleicht sogar uns selbst gehen. Ein Konzept steht oft zwischen dem Phänomen und dessen Erleben.

Wahrnehmen mit allen fünf Sinnen

Es ist, wie an der Rosinenübung verdeutlich wurde, nicht selbstverständlich, dass wir sinnliche Erfahrungen wirklich wahrnehmen. Wir meinen zu wissen, wie Rosinen schmecken, und schmecken sie deshalb kaum noch. Wenn wir ein Bellen hören, denken wir gleich an einen Hund, wenn wir ein bestimmtes Motorgeräusch hören, denken wir gleich an ein Flugzeug. Damit werden die wahrgenommenen Phänomene sehr schnell eingeordnet und kategorisiert. Das ermöglicht uns, den Überblick und eine gewisse Kontrolle zu behalten, somit ist diese Form der Einteilung durchaus sinnvoll. Die Gefahr, die in der schnellen Kategorisierung liegt, ist allerdings, dass wir unsere Interpretation für die Wirklichkeit halten und uns deshalb nicht mehr die Mühe machen, wirklich hinzuschauen oder hinzuhören. Besonders relevant ist dies bei psychischen Problemen, die dadurch verfestigt und fixiert werden.

Wichtig ist es, sich immer wieder Zeit lassen, um herauszufinden, in welchem inneren Modus man gerade ist: Können Sie sich auf die Sinneswahrnehmungen einlassen, oder sind Sie kritisch, urteilend und distanziert? Ihr jeweiliger Geisteszustand bestimmt maßgeblich, wie Sie die Welt erleben: ob Sie sich verbunden und zugehörig fühlen, als Teil davon, oder ob Sie sich als fremd, vereinzelt, abgespalten und als nicht zugehörig erleben.

Da das ständige Urteilen und Bewerten – jenseits von geistiger Arbeit und sinnvoller Reflexionstätigkeit – ein Geisteszustand ist, der uns oft dominiert und beherrscht, ist es sehr sinnvoll, immer wieder bewusst aus dem »Kopfkino« herauszutreten. Die Sinnesübungen bieten dafür eine sehr gute Möglichkeit. Wer riecht, schmeckt, tastet oder bewusst seinen Körper spürt, kann nicht gleichzeitig in Sorgen verstrickt sein. Es werden jeweils unterschiedliche Hirnareale gebraucht und bewusstes und genussvolles sinnliches Wahrnehmen und Grübeln schließen sich jeweils gegenseitig aus.

Anleitung zum selbstständigen Üben

Nehmen Sie sich bitte etwas Zeit für sich selbst. Am Anfang langen schon 5 oder 10 Minuten. Suchen Sie sich einen Platz, der still und ungestört ist (vielleicht müssen Sie warten, bis Ihre Kinder im Bett sind). Für den Anfang können Sie sich auf einen Hocker setzen oder auf einen Stuhl. Wichtig ist, dass Sie sich wirklich Zeit für sich selbst nehmen und Zeit, um sich zu begegnen.

Nach und nach sollte sich eine regelmäßige Übungspraxis entwickeln, denn nur Regelmäßigkeit und Übung verändert die Strukturen des Gehirns. Dann ist es gut, eine bestimmte Zeit am Tag festzulegen, an der Sie die Verabredung mit sich selbst haben. Vor dem Frühstück zu meditieren ist sehr gut. Dann ist der Magen leer, der Kopf noch nicht voller Erlebnisse und man entwickelt einen konzentrierten, wachen Geisteszustand, der den Tag, der vor einem liegt, günstig beeinflusst.

Wer aber nachvollziehbare Gründe hat, zu einem anderen Zeitpunkt während des Tages zu üben, sollte das tun. Wichtig ist nur die Verbindlichkeit und Regelmäßigkeit. Es ist besser, täglich 5 Minuten zur gleichen Zeit zu meditieren, als dreimal im Monat für 2 Stunden.

Die Meditationshaltung

Für die formellen Meditationen ist eine gute und stabile Sitzhaltung wesentlich. Sie können sich – ohne Anlehnung – auf einen Stuhl setzen oder auf ein Meditationskissen und die Unterschenkel vor sich kreuzen oder nach hinten legen. Es ist wichtig, dass die Wirbelsäule gerade ist, dass die Knie oder Fußsohlen einen guten Kontakt zum Boden haben und somit eine gute Stabilität ermöglichen. Der Nacken ist gestreckt, und das Kinn weist etwas zum Brustbein. Die Haltung ist konzentriert, Ihr Körper sollte etwas Spannung haben, sich aber keinesfalls verkrampfen.

Anfangs ist die Haltung oft noch ungewohnt. Vielleicht schmerzt der Rücken, weil die Muskeln untrainiert sind, vielleicht schlafen die Füße ein, vielleicht fällt es Ihnen schwer, Ihren Atem wahrzunehmen. All das sind normale Reaktionen, weil Sie gerade etwas tun, was Sie im bisherigen Leben noch nicht getan haben. Ihr Körper muss sich an diese Haltung zunächst gewöhnen. Nach einer gewissen Zeit werden Sie feststellen, dass diese Haltung die Konzentration und die geistige Ruhe sehr gut unterstützt und dass Sie nach der Meditation entspannter und erholter sind als vorher.

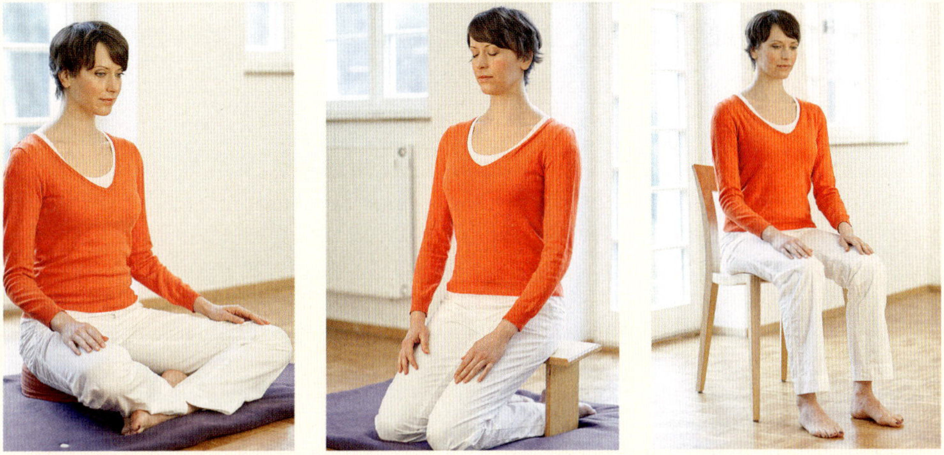

▲ **Für die Sitzmeditation ist eine Position ideal, in der Ihr Rücken möglichst aufrecht ist und Sie einen stabilen Kontakt mit dem Boden/der Unterlage haben.**

Die Entwicklung einer guten Sitzposition ist wichtig für die sogenannte Beobachterposition, die Stabilität, Ruhe aber auch Distanz und eine gewisse stoische Gelassenheit ermöglicht. Es ist durchaus normal, dass diese Haltung bisweilen mit Unlust, Schmerz oder Unbequemlichkeit einhergeht. Gerade in der Anfangszeit tauchen oft viele Hindernisse und störende Impulse auf. Es ist gut, wenn Sie diese wahrnehmen und beobachten, aber geben Sie ihnen nicht gleich nach.

Wählen Sie eine Meditationshaltung, die Sie 20–25 Minuten beibehalten können, ohne dass massive Schmerzen auftauchen. Versuchen Sie jedoch, nicht jeder Unlust oder schmerzhaften Wahrnehmung mit einer Änderung der Position zu begegnen; schließlich geht es darum, weniger zu bewerten und weniger auszuweichen. Ich empfehle Ihnen also, die eingenommene Position bis zum Ende der Übung beizubehalten.

Sinnesübungen

In diesen langsamen Sinnesübungen wollen wir versuchen, etwas von der ursprünglichen Qualität der Wahrnehmung – bevor sie in Begriffe und Konzepte eingeordnet wird – zu entdecken.

Sehen

Versuchen Sie, Ihren Blick zwischen einem fokussierenden Nahblick und einem offenen Fernblick pendeln zu lassen. Achten Sie nicht so sehr auf die konkreten Gegenstände als vielmehr auf Farben und Muster, auf Formen und Bewegungen. Lassen Sie sich Zeit, um eine etwas andere Art des Sehens auszuprobieren. Entspannen Sie in den Blick hinein und betrachten Sie die Dinge um sich herum wie Bilder einer Ausstellung oder Kunstwerke, die Sie auf sich wirken lassen.

Hören

Nehmen Sie bewusst wahr, wie ein Klang ankommt und wie weitere Töne, Hintergrundgeräusche oder Beiklänge auftreten und sich mit ihm mischen. Achten Sie darauf, wie Klänge aus der Stille entstehen und wieder in die Stille einmünden. Hören Sie die Stille hinter den Klängen und in den Klängen. Achten Sie darauf, die wahrgenommenen Geräusche nicht begrifflich zu benennen oder einzuordnen (»ist der Motor eines VW-Passat«, »ist die Stimme von meinem Mann«), sondern offen für die Töne und Klänge zu bleiben.

Den Körper wahrnehmen

Machen Sie einige bewusste Körperbewegungen, um in den bewegten Körper hineinzuspüren. Das können Dehn- oder Drehbewegungen oder, wenn Sie mit Yoga vertraut sind, einfache Yoga-Übungen wie der Sonnengruß sein. Nehmen Sie dabei wahr, wie Sie Ihren Körper bei der Anspannung und der Entspannung spüren, und nehmen Sie Ihre Impulse wie zum Beispiel Ehrgeiz, Tendenz zur Überforderung oder Unlust wahr. Schauen Sie, ob Sie ein gutes und stimmiges Körpererleben empfinden oder ob es Hindernisse gibt, die Sie in den Blick nehmen können.

Tasten

Ertasten Sie Materialien wie Holz, Steine, Stoffe, Tannenzapfen, Blätter oder Blumen. Spüren Sie mit den Fingern oder der Handoberfläche, vielleicht aber auch mit der Wange oder andern Körperregionen, wie sich die materielle Beschaffenheit von Rauheit, Weichheit, Biegsamkeit oder Härte anfühlt. Wenn Sie sich auf diese Tastübung einlassen und sich erlauben, mit den Gegenständen zu spielen, kann eine Freude am Empfinden und eine Erlebnisoffenheit entstehen, wie Sie sie vielleicht aus Ihren Kindertagen kennen. Der Zugang zu dieser Erlebnisqualität ist nicht verloren gegangen, sondern war nur verschüttet. Wenn Sie sich diesem spielerischen Wahrnehmen öffnen, entsteht manchmal eine Lust am eigenen Gestalten und künstlerischen Schaffen. Dabei geht es dann nicht darum, Kunstwerke zu produzieren, sondern um die eigene schöpferische Freude.

Riechen

Nehmen Sie bestimmte Gerüche in der Küche, im Garten oder auch bestimmter Duftstoffe wie Lavendel, Nelken, Zitronen bewusst wahr. Nehmen Sie sich etwas Zeit, um sich auf diese Wahrnehmung einzulassen, am besten mit geschlossenen Augen. Achten Sie darauf, welche Erinnerungen, Empfindungen oder Wahrnehmungen auftauchen. Die Fähigkeit, Gerüche zu erleben, hängt oft vom Grad der Anspannung ab. Riechen geht besser, wenn man offen und entspannt ist, und gelingt weniger, wenn man unter Stress und Anspannung leidet.

Achtsames Handeln

Marsha Linehan, die Begründerin der dialektisch behavioralen Psychotherapie (DBT), beschrieb die Fertigkeiten, die ein achtsames, aber auch erfolgsorientiertes und wirkungsvolles Handeln ermöglichen. Zusammengefasst sind es die unten aufgeführten Punkte, auf die es immer wieder ankommt. Das Ziel ist es, aus einer urteilenden und bewertenden Position, die oft eine Außenseiterposition ist, herauszukommen und aktiv und angemessen am Spiel des Lebens teilzunehmen. Dabei gilt es, wach, engagiert, offen und interessiert zu sein und das Richtige zur richtigen Zeit zu tun.

- Ihre eigene Meinung zur Sache sollte Sie nicht mit der Sache selbst verwechseln. Bleiben Sie bei den Fakten!
- Bleiben Sie konzentriert und machen stets nur eine Sache auf einmal. Lassen Sie sich nicht ablenken. Falls das gerade nicht gelingt, achten Sie darauf, sich selbst nicht (negativ) zu bewerten!
- Handeln Sie effektiv und wirkungsvoll; haben Sie den Erfolg im Blick und tun das Richtige zur richtigen Zeit. Orientieren Sie sich daran, was zweckmäßig und notwendig ist, und nicht an der eigenen Stimmung, Bewertung oder Hemmung.

Wie-Fertigkeiten

- Bewerten Sie nicht, beschreiben die Phänomene aber möglichst präzise (wie die Rosine).

Was-Fertigkeiten

- Nutzen Sie alle fünf Sinne zum Wahrnehmen und Beobachten. Achten Sie dabei darauf, wie sich die Wahrneh-

Nutzen Sie alle fünf Sinne. Lassen Sie zu, dass sich Ihre Wahrnehmung verfeinert und sensibler wird. Nehmen Sie alles mit Neugier und Interesse wahr. Aber halten Sie nichts fest.

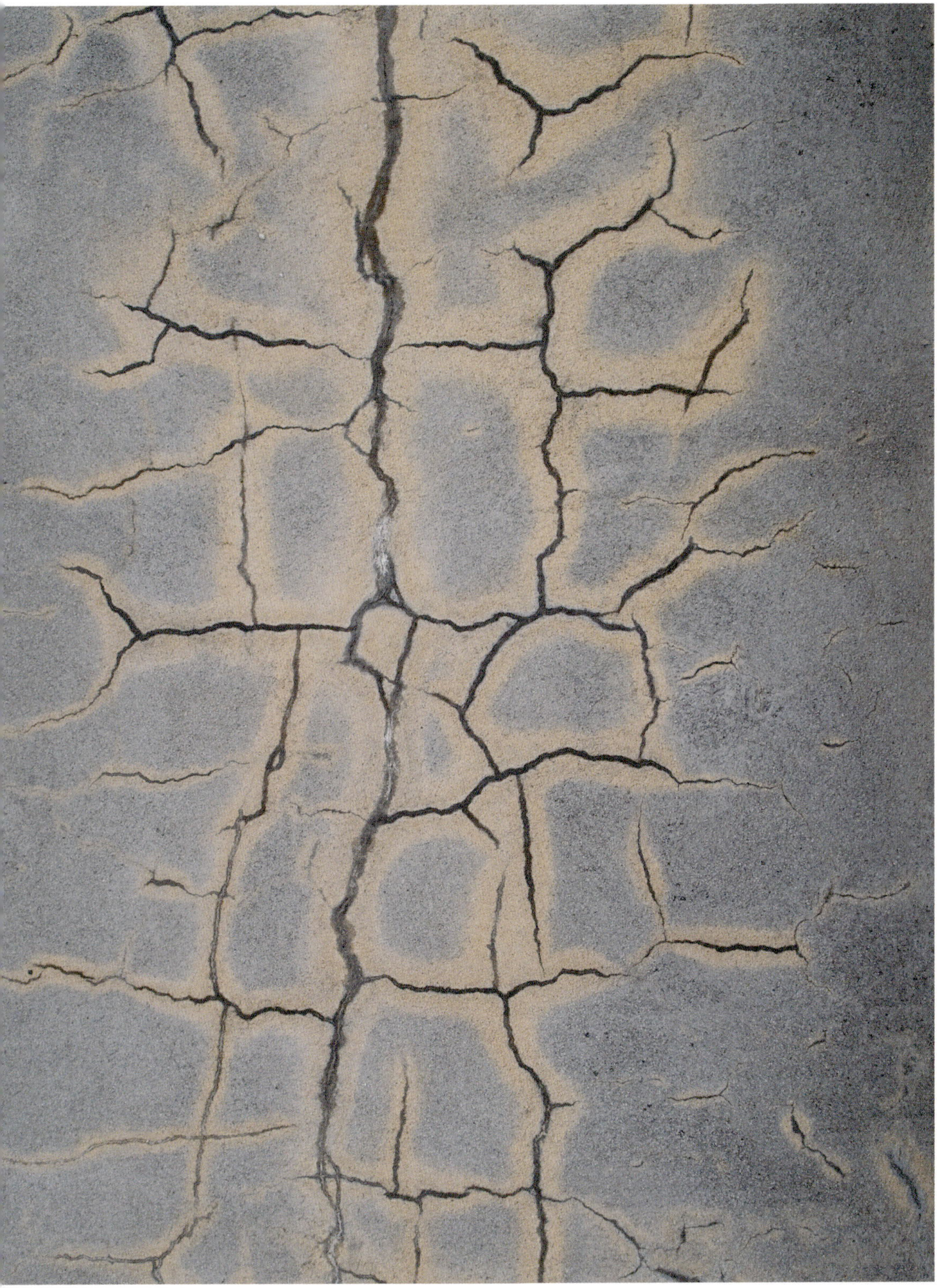

mungen unablässig ändern. Halten Sie nichts fest, lehnen Sie nichts ab. Beobachten Sie alle mit Interesse, Neugier und Distanz.

- Beschreiben Sie mit Worten, was Sie gerade tun und erleben. Geben Sie Ihren Gefühlen und Regungen eine Bezeichnung. Nennen Sie ein Gefühl ein Gefühl, einen Gedanken einen Gedanken, eine Handlung eine Handlung. Lassen Sie sich nicht von dem Inhalt gefangen nehmen.
- Nehmen Sie aktiv teil an Ihrem Leben und lassen Sie sich darauf ein. Konzentrieren Sie sich auf das gegenwärtige Tun.

Meditation in Bewegung

Für viele Menschen ist die Sitzmeditation anfangs noch ungewohnt oder auch anstrengend. Bewegungsorientierte Meditationsformen wie zum Beispiel die Gehmeditation sind eine Alternative. Sie können schnell oder langsam gehen, in einem Zimmer oder im Freien. Entscheiden ist aber, wie auch bei der Sitzmeditation, dass Sie sich ganz darauf einlassen und nur die Abfolge der Schritte und das Atmen im Sinn haben. Es ist also wichtig, seinen Geist bewusst zu zügeln, die Blicke nicht umherschweifen zu lassen und sich ganz und gar auf die einfache (aber keineswegs leichte) Übung einzulassen, nur die Schritte und die Atemzüge zu beobachten. Achten Sie auch auf eine aufgerichtete Körperhaltung, die Ihrem Gehen etwas Würdevolles und Edles verleiht. Die Gehmeditation kann in geschlossenen Räumen oder im Freien stattfinden. In der Regel ist das Tempo beim Gehen im inneren sehr langsam und konzentriert. Beim Gehen im Freien wird meist schneller und schwungvoller gegangen und auch die Umwelteinflüsse wie die Beschaffenheit des Weges, die Temperatur, Gerüche und wechselnde Geräusche, Farben und Formen wahrgenommen.

Übung

Gehmeditation

Legen Sie eine bestimmte Zeit fest, in der Sie sich auf die Gehmeditation einlassen wollen. Gut ist es, wenn Sie den selbst gesteckten Rahmen einhalten und sich nicht zu schnell ablenken lassen. Sie können die Übung im Freien, in der Natur oder in einem Raum machen, wo ein wenig Platz ist.

Bitte setzen Sie jetzt sehr bewusst einen Fuß vor den anderen. Achten Sie genau darauf, wie Sie den einen Fuß in die Luft heben, während der andere Fuß am Boden bleibt und dort einen festen Halt gibt. Spüren Sie das Heben und das Senken des einen Fußes und nehmen Sie das Abrollen des anderen Fußes auf dem Boden wahr. Überlassen Sie sich nun diesem Heben und Senken der Füße, der Festigkeit und Stabilität des Standbeines und der nach vorne schreitenden Öffnung des Spielbeines.

Spüren Sie den Rhythmus des Gehens. Sowohl eine langsame und bewusste Gangart ist möglich, aber auch ein schnelles Gehen, bei dem Sie auch das Mitschwingen der Arme und die Aktivierung Ihres Körpers spüren.

Achten Sie darauf, dass Sie einen Atemrhythmus finden, der zu Ihrem Schritttempo passt, sodass Sie sich nach und nach immer mehr dem Atem und der Bewegung der Füße überlassen können. Die Augen sollten auf den Boden vor Ihnen gerichtet sein und nicht umherschweifen. Dadurch wird eine innere Sammlung und Steigerung von Konzentration und Klarheit erzielt.

Die Arme können entweder seitlich mitschwingen und die Bewegung unterstützen. Sie können aber auch die Hände vor dem Brustkorb ineinanderlegen und somit eine gewisse Versammlung entwickeln. Achten Sie auch auf eine aufgerichtete Körperhaltung, die Ihrem Gehen etwas Würdevolles und Edles verleiht.

Die Gehmeditation können Sie zwischen zwei formellen Meditationssitzungen für 5–10 Minuten durchführen. Wenn Sie diese statt der formellen Meditation machen, sollte sie so lange dauern wie eine Meditationssitzung (ca. 20–25 Minuten).

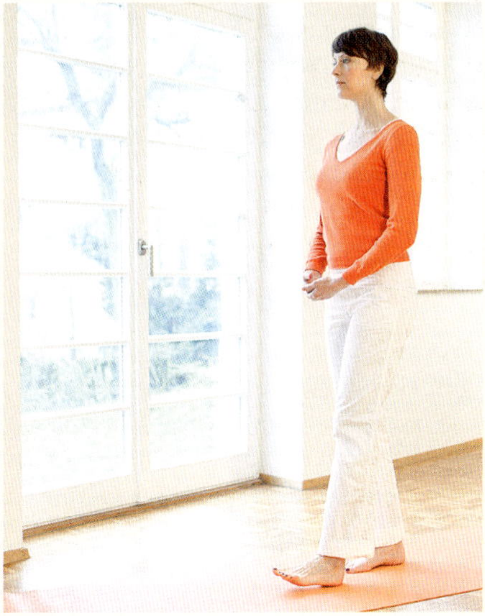

Achtsamkeit in der Psychotherapie

**Den Dingen geht der Geist voran; der Geist entscheidet:
Kommt aus getrübtem Geist dein Wort und dein Betragen,
so folgt dir Unheil, wie dem Zugtier folgt der Wagen.
(Dhammapada)**

Wenn wir davon ausgehen, dass psychisches Leiden maßgeblich durch den eigenen Geist geschaffen, verstärkt oder unterhalten wird, so ist es naheliegend, dass es Sinn macht, den eigenen Geist zu stabilisieren und zu ordnen. Die eigene Wahrnehmung der Welt hat maßgeblichen Einfluss auf die Art und Weise, wie wir den Phänomenen begegnen. Wer zum Beispiel schlecht gelaunt und misstrauisch ist, wird eher Negatives erwarten; wer vertrauensvoll und offen ist, wird die Begegnungen anders gestalten und somit auch andere Erfahrungen machen.

Im Buddhismus wird immer wieder vermittelt, wie wertvoll und kostbar der menschliche Geist ist. Der menschliche Geist kann dazu beitragen, die Welt und sich selbst zu verstehen, das eigene Leben bestmöglich zu gestalten und ein gelingendes Miteinander zu schaffen. Gerade in diesem Ansatz gibt es Überschneidungen zu psychotherapeutischen Verfahren. Diese wollen ja ebenfalls Einsicht, Selbsterkenntnis, Überwindung von psychischem Leiden und Verantwortungsübernahme für die eigene Lebensführung vermitteln.

Achtsamkeit als therapeutisches Element

Es gibt keinen Zweifel: Das buddhistische Konzept der Achtsamkeit hat seit den 90er Jahren des letzten Jahrhunderts immer mehr Einfluss auf die psychotherapeutischen Behandlungstechniken in Krankenhäusern und Praxen genommen. Es gibt unterdessen spezifische achtsamkeitsbasierte Psychotherapiemethoden, bei denen die Praxis der Achtsamkeit das Kernelement der Behandlung ist. Es gibt aber auch achtsamkeitsintegrierende Therapiemethoden, bei denen Achtsamkeit ein wesentliches, aber nicht das einzige therapeutische Element ist. Zu den anerkannten, wissenschaftlich überprüften und empirisch erprobten Methoden gehören die Therapieprogramme, die auf den folgenden Seiten kurz dargestellt werden:

MBSR – Mindfulness Based Stress Reduction

Jon Kabat-Zinn war der Erste, der – im Rahmen seiner Arbeit mit Schmerzpatienten – eine explizite meditative Achtsamkeitspraxis mit einem klinischen, verhaltenstherapeutisch-basierten Behandlungsmanual kombiniert hat. Die Grundlagen der achtsamkeitsbasierten Stressreduktion haben Sie bereits im vorigen Kapitel kennengelernt.

Kabat-Zinn hat einen 8-Wochen-Kurs mit wöchentlich 2,5–3 Stunden Praxis entwickelt. Kursinhalte sind Meditation, Yoga-Grundübungen, Achtsamkeit im Alltag, Achtsamkeit im Tun und ein achtsamer Umgang mit belastenden Stresssituationen. Der MBSR-Ansatz ist eher breit und allgemein. Es ist ein basaler Ansatz, der bei leichtgradigen psychischen Störungen, bei psychischem Stress, aber auch bei Schmerz hilfreich ist und bei schwereren psychischen Erkrankungen ergänzend wirken kann, aber es ist kein Ersatz für fachspezifische Therapien.

MBCT – Mindfulness Based Cognitive Therapy

Diese verhaltenstherapeutische Therapiemethode wurde von John Teasdale, Mark Williams und Zindel Segal explizit für Patienten mit schwereren depressiven Erkrankungen entwickelt, insbesondere für Patienten, die unter rezidivierenden depressiven Erkrankungen leiden. MBCT dient der Rückfallprophylaxe und Stabilisierung nach einer depressiven Phase. In besonderer Weise werden bei dieser Methode negative Gedankengänge unter die Lupe genommen und auf die Tendenz geachtet, problematische Emotionen zu vermeiden. Die typischen depressiven Grübelkreisläufe werden als Versuch verstanden, emotionale Probleme durch Nachdenken zu lösen. Das führt dazu, dass man viel über die Vergangenheit und Zukunft nachsinnt, aber nicht wirklich in Kontakt mit seinen Gefühlen gelangt und diese somit nicht versteht, annimmt oder ändert. Durch MBCT lernen Patienten, wie depressive Tendenzen durch »Dauerdenken« aufrechterhalten bleiben, und sie lernen, wie sie den typischen depressiven Denkschemata begegnen können.

DBT – Dialektisch Behaviorale Therapie

Diese Behandlungsmethode wurde von Marsha Linehan für die Therapie von Patienten mit Borderline-Störungen entwickelt. Bei dieser Störung der Emotionsregulation fällt es den Betroffenen schwer, ihre heftigen, spannungsreichen Gefühle auszuhalten und nicht zwischen den Extremen hin- und hergeworfen zu werden. Borderline-Patienten haben oft schwierige lebensgeschichtliche Erfahrungen hinter sich und zeigen deshalb meist unterschiedliche psychische Störungen, die aber alle damit zusammen hängen, dass sie belastende Gefühle nicht angemessen zulassen und dass sie diese Gefühle nicht selten durch Alkohol, Drogen, selbstverletzendes Verhalten oder auch Hektik,

Sport oder aggressive Auseinandersetzungen vermeiden wollen. Achtsamkeit ist in dieser Methode ein sehr wichtiger Anteil der Behandlung. Weitere Therapiebestandteile sind die Regulation extrem belastender Gefühle, die Förderung guter Beziehungen, Verantwortungsübernahme für das eigene Erleben und Verständnis für die Entwicklung und den Sinn der Symptomatik.

ACT – Acceptance and Commitment Therapy

Diese Methode, die von Stephen Hayes entwickelt wurde, zielt auch auf das Vermeidungsverhalten und »Dauerdenken«. Es geht darum, »raus aus dem Kopf und rein ins Leben« zu kommen. Um ins Leben zu kommen, werden wertorientierte Ziele erarbeitet und praktische, konkrete Schritte eingeübt. Die Achtsamkeitspraxis hat ihre Bedeutung darin, in Kontakt mit den eigenen Wünschen, Sehnsüchten und Impulsen zu kommen und diese auch in eine Richtung zu lenken, wo Erfolg und Befriedigung wahrscheinlich sind. Bei der ACT steht die Handlungsorientierung im Vordergrund.

PITT – Psychodynamisch Imaginative Trauma-Therapie

Luise Reddemann hat die Behandlung von Menschen mit psychischen Traumatisierungen durch ihre Methode stark geprägt. Sie hat imaginative Übungen zur Gestaltung heilsamer Geisteszustände in einen tiefenpsychologischen Therapieansatz integriert. Mittels wohltuender Vorstellungen und aktiv herbeigeführter innerer Bilder kann man dem Schrecken traumatischer Erinnerungen begegnen lernen. In dieser therapeutischen Methode wird sehr viel Wert darauf gelegt, die gesunden, kräftigen und kreativen Persönlichkeitsanteile zu stärken und von einer defizitorientierten Denkweise abzurücken und vielmehr die Resilienz, das heißt die Widerstandskraft, zu entdecken und zu stärken.

Achtsamkeit in Suchtkliniken und Gefängnissen

Alan Marlatt hat die Achtsamkeit in die Alkoholentwöhnung integriert. Er hat die enorme Bedeutung von Achtsamkeit für die Rückfallprophylaxe erkannt und entsprechende Therapieansätze entwickelt. Es gibt aber auch Drogenkliniken, in denen Vipassana als Achtsamkeitsmeditation geübt wird. In Indien hat man in vielen Gefängnissen 10-tägige Meditationstrainings angeboten, in denen den Teilnehmern viel Anstrengungsbereitschaft und Disziplin abverlangt wird. Dieses eher strenge Training mit einem harten und klaren Programm kann für Menschen mit Strukturproblemen und heftigen Spannungszuständen genau richtig sein, da intensiven Affekten und selbstzerstörerischen Prozessen mit einer strengen fordernden Geradlinigkeit begegnet wird, die Halt, Orientierung und Struktur ermöglicht.

Achtsamkeit der Psychotherapeuten

Eine Besonderheit der achtsamkeitsbasierten oder achtsamkeitsintegrierenden Psychotherapieansätzen ist, dass von den Psychotherapeuten, die diese Methoden vermitteln, erwartet wird, dass sie selbst in einer regelmäßigen meditativen oder zumindest achtsamkeitsorientierten Übungstradition stehen. Um eine Ausbildung in MBSR zu machen, müssen die Therapeuten selbst mehrjährige Erfahrung in der Achtsamkeitsmeditation haben und auch regelmäßig an eigenen Meditationsretreats teilnehmen. Diese Regel gilt, da Achtsamkeit nicht einfach als Technik angewandt werden sollte, sondern als Haltung, die einen inneren Raum, sowohl für den Patienten als auch für den Therapeuten öffnet. In diesem Raum begegnen sich Therapeut und Patient auf Augenhöhe. Der Therapeut ist nicht der allwissende Experte, der den unbedarften Patienten »behandelt«, sondern er ist ein Gegenüber, das weiß, dass Leiden unvermeidlich ist, und der vermitteln kann, wie der Patient sich diesem schwierigen Erleben zuwenden kann.

Vor jeder adäquaten Therapie steht die Diagnose

Psychische Störungen sind komplex. Es wäre falsch und ein Rückschritt in eine vorwissenschaftliche Ära, wenn man eine mehrdimensionale Erkrankung mit einer eindimensionalen Therapie behandeln wollte. Achtsamkeit ist somit keine Behandlungsmethode für alle Störungen oder für alle Menschen. Die Achtsamkeitsmethode ist sehr gut geeignet, um in einer bestimmten Haltung die Probleme zu verstehen und anzunehmen und damit auch zu verändern. Sie ist aber kein Ersatz für eine professionelle ärztliche oder psychologische Behandlung.

Wenn Sie spüren, dass Sie unter depressiven Gefühlseinengungen, Ängsten, Süchten oder Problemen der Emotions- und Spannungsregulation leiden, sollten Sie zunächst einen Facharzt (für Psychiatrie, Psychosomatik) oder einen psychologischen Psychotherapeuten aufsuchen. Der Arzt oder Psychologe wird sich die Entwicklung der Symptomatik schildern lassen, die lebensgeschichtlichen Zusammenhänge erfragen und durch spezifische Diagnostik (Laboruntersuchungen, Leistungsdiagnostik, bildgebende Verfahren, Fragebögen, Tests u. v. m.) die Symptomatik genauer einordnen.

Der Arzt wird Sie gegebenenfalls krankschreiben und Ihnen Medikamente verordnen; möglicherweise empfiehlt er den Aufenthalt in einer Fachklinik. Die Verbesserung Ihres Zustands wird aber nicht ohne Ihre aktive Mitarbeit gelingen. Im Gesetz steht sogar, dass unser Sozialsystem Hilfe und Unterstützung gibt, dass aber der Patient zur Mitarbeit und aktiven

Mitwirkung verpflichtet ist. Natürlich ist dies nicht jedem einsichtig, da oft äußere und nicht selbstverursachte Umstände für die Erkrankung verantwortlich gemacht werden, zum Beispiel das Elternhaus, der Arbeitsplatz, die Kollegen oder der lieblose Partner. In der Psychotherapie gilt aber, dass man keine andere Möglichkeit hat, als an sich selbst zu arbeiten und Verantwortung dafür zu übernehmen, dass man aus dem Kreislauf negativer Bewertungen und Gefühle herausfindet. Das nimmt einem niemand ab, auch kein Therapeut.

Selbst wenn die psychischen Krankheitssymptome nicht durch Sie verursacht wurden, sind Sie jetzt trotzdem für den bestmöglichen Umgang damit verantwortlich.

Achtsamkeit in der therapeutischen Arbeit

In der therapeutischen Arbeit kann Achtsamkeit eine große Hilfe sein. Indem die Universalität des Leidens akzeptiert wird und somit auch verstanden wird, dass es keinen Menschen gibt, der nicht manchmal an sich selbst, an seinen psychischen Problemen und an seiner Biografie leidet, kann ein Ausweg aus Isolation, Scham und Selbstbezichtigungen gefunden werden. Dies ermöglicht die Hinwendung zu der konkreten und praktischen Frage, wie denn die Symptomatik tatsächlich verändert werden kann. Achtsamkeit in der Psychotherapie berücksichtigt die paradoxe Theorie der Veränderung: Veränderung kann sich einstellen, wenn Sie nicht mehr mit aller Kraft gegen die Symptomatik kämpfen. Veränderung kann sich dann einstellen, wenn Sie die Symptomatik wirklich verstehen.

Psychische Krankheitssymptome (wenn sie keine organischen Ursachen wie zum Beispiel Altersdemenz, psychotische Symptome oder neurologische Erkrankungen haben) verstehen wir als Kompromiss. In ihnen kommen einerseits die alten Wünsche und Bedürfnisse zum Ausdruck und zugleich die Abwehr, Umformung oder Sublimierung der Bedürfnisse. Wenn ein Kind zum Beispiel das gesunde und selbstverständliche Bedürfnis nach Zuwendung und Verständnis äußert, aber abgelehnt, verhöhnt und missachtet wird, wird es sich nach und nach abgewöhnen, seine Bedürfnisse zu äußern. Es wird einfach nicht erwarten, dass eine Befriedigung erfolgen wird. Somit wird es vielleicht ein Mensch werden, der alles mit sich selbst ausmacht, der Schwierigkeiten hat, anderen zu vertrauen und der sich am liebsten auf sich selbst verlässt. Diese Haltung ist der bestmögliche Kompromiss in einer schwierigen Welt.

Wenn nun aber, zum Beispiel durch eine Liebebeziehung, doch Sehnsüchte nach Nähe aktiviert werden, kann dieser Mensch in eine große Not geraten. Möglicherweise wird er den Beziehungspartner verstoßen, da er nicht vertrauen kann, möglicherweise muss er eigene Gefühle unterdrücken, da er mit diesen nicht gut umgehen kann, und erscheint demzufolge gefühlskalt und unnahbar.

Sich den eigenen Gefühlen achtsam zuwenden

In dieser Situation bietet eine achtsame Annäherung an das komplizierte Knäuel widersprüchlicher Gefühle eine echte Chance zur Veränderung. Mit der Haltung achtsamer Akzeptanz kann der Betroffene sich dem zuwenden, was ist: der Angst, der körperlichen Anspannung, der Unsicherheit, der Hoffnung, der Wut (wenn zum Beispiel alte Erinnerungen auftauchen) und auch der Liebe, die trotz allem da ist.

Ich kann anfangen, das zu tun, was vielleicht nie zuvor stattgefunden hat. Ich kann nämlich mit echtem Interesse den Menschen, der ich bin, wahrnehmen, kennenlernen und schauen, was er braucht, wie er denkt und handelt und was hilfreich wäre, damit es diesem Menschen gut geht.

Dadurch, dass wir mit etwas Abstand, aber zugleich mit einer Haltung von Mitgefühl und Verständnis die Gefühle wirklich zulassen, können wir diese im biografischen Zusammenhang verstehen. Wir können zum Beispiel die Leistung des kleinen Kindes, das sich mit seinen zur Verfügung stehenden Möglichkeiten bestmöglich angepasst und irgendwie gerettet hat, würdigen und respektieren. Wir können aus dem Kreislauf von Selbstabwertung herausfinden und einen anderen Bezugsrahmen setzen.

Alte Automatismen wahrnehmen

Mit Achtsamkeit als Methode kann ich kleine Schritte der Veränderung im Leben einüben. Ich nehme wahr, wie ich dem alten Automatismus von Vermeidung, Ausweichen, Abstumpfen oder wildem Agieren folgen will. Indem ich das tatsächlich in den Blick nehme, kann das »heilige Innehalten« einsetzen. Ich beobachte die Anspannung, die belastend ist, ich nehme die üblichen – wenig hilfreichen – Lösungswege zur Kenntnis, die mir bisher zur Verfügung standen, und entscheide mich, diesmal etwas anders zu machen. Auch dieses »anders machen« nehme ich bewusst wahr, mit alledem, was damit verbunden ist. Das Herzklopfen, die Ängstlichkeit, die Tendenz, mich selbst nicht wichtig zu nehmen, nehme ich wahr und halte sie mit Achtsamkeit und Mitgefühl. Vielleicht hilft es mir, mir selbst Mut zuzusprechen, mich für den neuen Schritt zu loben oder Unterstützung durch einen Freund oder eine Freundin zu erhalten. Ich kann in kleinen Schritten wirkliche Veränderung im echten realen Leben erreichen, wenn ich durch Achtsamkeit aus dem Autopilot-Modus aussteige.

Die Geschichte vom Himmel und der Hölle

Ein stolzer Samurai traf eines Tages einen Mönch und forderte ihn hochmütig auf,

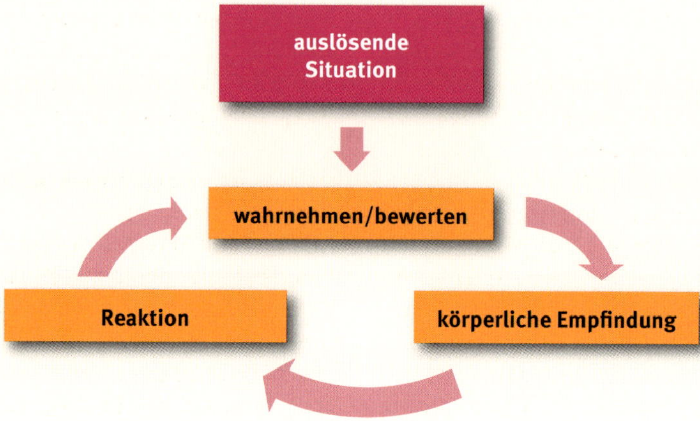

- Diese Automatismen verfestigen persönliche Wahrnehmungs- und Bewertungsmuster.
- Eine Verstärkungsspirale kommt in Gang.
- Durch achtsames Wahrnehmen ist mehr Freiheit und Offenheit möglich.
- Neue Erfahrungen, Änderungen von Gewohnheitsmustern können erfolgen.

▲ **Der erste Veränderungsschritt ist, meine Automatismen wahrzunehmen.**

ihm den Unterschied zwischen Himmel und Hölle zu erklären. Der Mönch blickte ihn an und bemerkte voller Verachtung: »Das wird nicht gelingen, du bist zu beschränkt und dumm, um das zu verstehen, im Übrigen störst du mich gerade sehr bei meiner ruhigen Betrachtung – geh mir aus den Augen.«

In heftiger Wut entflammt, griff der Samurai zum Schwert und wollte den Mönch töten.

Dieser sprach sanft: »Das ist die Hölle.«

Der Samurai war tief berührt vom Mut und der Weisheit des Mannes, der sein Leben aufs Spiel setzte, um ihn zu lehren. Er senkte sein Schwert und verneigte sich.

»Das ist der Himmel«, bemerkte der Mönch mit freundlichem Lächeln.

Achtsamkeit im Augenblick

Empfindungen, Bewertungen, Gefühle und Gedanken entstehen blitzschnell und bedingen unsere Urteile und schließlich die Konsequenzen auf der Handlungsebene, die schließlich unser Leben ausmachen. Winzige Auslösesituationen, die uns oft nicht einmal bewusst sind, lösen emotionale Zustände aus, die tiefgreifend und bedeutend werden können. Ein Beispiel kann dies verdeutlichen.

Beispiel: Ihr Nachbar grüßt Sie nicht
Sie laufen die Straße entlang und sehen auf dem Bürgersteig gegenüber Ihren Nachbarn entgegenkommen. Sie grüßen freundlich, er reagiert aber nicht und scheint Sie nicht zu sehen.

Diese Situation kann nun in vielfältiger Weise interpretiert und bewertet werden und diese jeweilige Bewertung wird nachfolgend die weitere Situation bestimmen. So können Sie beispielsweise denken, dass er Sie bewusst ignoriert und Sie deshalb nicht grüßt. Das kann zur Folge haben, dass Sie sich über ihn ärgern, oder Sie können zur Schlussfolgerung kommen, dass er etwas gegen Sie hat und Sie nicht mag. Das wiederum kann Erinnerungen an andere Situationen hervorrufen, wo Sie sich abgelehnt und nicht gemocht fühlten und eine traurige, depressive oder selbstmitleidige Stimmung hervorrufen. In dieser Stimmung werden Sie weitere unglückliche Begebenheiten erinnern, sich vielleicht als hässlich und unattraktiv fühlen und in den weiteren Stunden werden Sie sich vielleicht unsicher, gehemmt oder verkrampft fühlen. Natürlich wird diese Stimmung die Unternehmungen des Tages beeinträchtigen und Ihr Selbstvertrauen und Ihre Vitalität negativ beeinflussen.

Wenn Sie den fehlenden Gruß aber anders bewerten, wird die Konsequenz ganz anders aussehen. Wenn Sie die Grußlosigkeit vielleicht darauf zurückführen, dass der Nachbar schlecht sieht oder hört, werden Sie mit Mitgefühl und eher anteilnehmend reagieren.

Wenn Sie die Situation so interpretieren, dass der Nachbar in eigenen Gedanken versunken war und vielleicht Sorgen hat, werden Sie ihn beim nächsten Mal vielleicht direkter ansprechen.

Sie könnten ihn auch fragen, ob er sie nicht gehört und gesehen hat, und somit nicht vorschnell urteilen. Damit würden Sie direkt in Beziehung gehen und Ihr Interesse am Kontakt deutlich machen.

In der Therapie wird auf solche kleinen Begebenheiten geachtet. Die kleinen Abfolgen von auslösender Situation, Wahrnehmen und Bewerten und die damit verbundenen körperlichen Empfindungen werden beachtet und die eigene gedankliche Reaktion sowie die Reaktion auf der Verhaltensebene im Zusammenhang damit gesehen.

Häufig ist die auslösende Situation neutral. Unsere persönliche Interpretation und Bewertung der Situation kann ein Drama daraus machen, das uns den ganzen Tag verdirbt, oder ein Anlass sein, uns anderen Menschen oder uns selbst mit Mitgefühl zuzuwenden.

Wenn Sie diese unterschiedlichen Aspekte wahrnehmen, haben Sie die Möglichkeit, anders zu bewerten und anders zu reagieren, Ihnen eröffnet sich ein weiterer Weg, um aus dem Autopilot-Modus auszusteigen.

Explizite und implizite Achtsamkeit

Wir unterscheiden zwischen der expliziten Achtsamkeit, die im Rahmen von Meditation, Achtsamkeitskursen und spezifischen Achtsamkeitsübungen gepflegt wird, und der impliziten Achtsamkeit, die sich beiläufig im Rahmen anderer Tätigkeiten, die Konzentration, Aufmerksamkeit und Hingabe erfordern, einstellt.

Explizite Achtsamkeit wurde und wird zum Beispiel im Yoga, in der Vipassana oder Zen-Meditation oder in Chi Gong, Tai Chi oder anderen asiatischen Bewegungstraditionen gepflegt, die um die Kraft der Achtsamkeit und Lebendigkeit (auch Chi oder Prana genannt) wussten.

Im Westen waren die Traditionen nicht so explizit auf die Förderung von Achtsamkeit ausgelegt, aber die Erfahrung von Achtsamkeit als einem inneren Zustand, der anders ist als das Alltagsbewusstsein wurde gleichfalls angestrebt und auch erzielt, zum Beispiel durch Musik, Dichtkunst, Gebet und andere »Techniken«, die Einfluss auf unseren Bewusstseinszustand nehmen.

In Kontakt mit dem seelischen Erleben kommen

Implizite Achtsamkeit ist bei Tätigkeiten gegeben, die den Zugang zum inneren Erfahrungsraum öffnen und uns in Kontakt mit unserem tieferen seelischen Erleben bringen. Dies ist nicht in Worte zu fassen, jeder aber weiß instinktiv, was gemeint ist. Solche Zustände können sich einstellen, wenn wir am Meer spazieren gehen, malen, musizieren oder in der Natur sind. Entscheidend dabei ist, dass wir uns von unserem »Kopfkino« befreien können. Denn wir werden auch am Meer keinen Zustand der Achtsamkeit erleben, wenn weiterhin über unsere Sorgen nachdenken. Im Urlaub aber und in Momenten, in denen wir uns von den üblichen Denkkreisläufen lösen können, kann es zum impliziten Achtsamkeitserleben kommen, ohne Übung, ohne Mühe und ohne spezifisches Wollen.

Viele Menschen wissen um diese Möglichkeiten und suchen sich ihr Hobby, ihren Freizeitausgleich und ihre Interessen danach aus. Beim Schachspielen, Briefmarkensortieren oder beim Singen im Chor finden sie diese Erfahrungsqualität. Wichtig ist, dass fast immer der Bezugsrahmen etwas geändert wird und auch eine kleine Anfangsaktivität erforderlich ist. Auf dem Sofa vor dem Fernsehen können wir uns zwar entspannen und abschalten, aber keine Achtsamkeit erleben.

Achtsamkeit in der europäischen Kultur

Natürlich wussten auch Europäer um den Zustand der inneren Achtsamkeit. Dieser wurde in der Regel aber in religiösen Bezügen praktiziert und gepflegt, zum

Beispiel im Gebet, im Kirchenlied oder auch in spezifischen Exerzitien wie den Ignatianischen Exerzitien, der christlichen Kontemplation oder dem Herzensgebet der Ostkirche. Zumeist ging die Übung mit einem tiefen Glauben einher und hat dazu beigetragen, das Leben auf Gott auszurichten.

In philosophischen Traditionen wie zum Beispiel der Stoa hat man sich darin geübt, eine Haltung von Unerschütterlichkeit angesichts der Wechselfälle des Lebens einzuüben und auch den Tod mit Gleichmut anzunehmen. Man übte sich darin, die Dinge auf die man Einfluss nehmen konnte, wie zum Beispiel Urteile, Begierden, Neigungen und Abneigungen von den Dingen zu differenzieren, auf die man keinen Einfluss hatte, zum Beispiel Körpergestalt, Schicksalsschläge oder unbeeinflussbare Erkrankungen. Man bemühte sich darum, die beeinflussbaren Phänomene verantwortungsvoll zu gestalten, die nicht beeinflussbaren Dinge aber hinzunehmen und sich nicht mit ihnen zu befassen.

Ist Psychotherapie nicht ohnehin achtsam?

Manche Psychotherapeuten wundern sich über das starke gegenwärtige Interesse an Achtsamkeit. Dies sei »alter Wein in neuen Schläuchen«, denn in der Arbeit mit Patienten sei es schon immer um Achtsamkeit gegangen. In der Tat – das genaue Hinhören, das Vermitteln von Verständnis und Bewusstheit in Bezug auf das eigene Leben und Erleben ist ein Kernbestandteil jeder psychotherapeutischen Arbeit.

Da aber nicht jeder Patient und auch nicht jeder Therapeut »von Hause aus« die Fähigkeit, die Neigung und auch die Technik der Achtsamkeit zur Verfügung hat, ist es wirklich sinnvoll, diese Fertigkeit, die so heilsam und hilfreich ist, in der Psychotherapie besonders in den Blick zu nehmen.

Ich halte es deshalb für wichtig, die implizite Achtsamkeit, die natürlich wünschenswert und wertvoll ist durch die explizite, bewusst konzeptualisierte Achtsamkeitspraxis zu ergänzen. Diese explizite Achtsamkeitspraxis ermöglicht dem Betroffenen – mit und ohne Therapeut – Zugang zu dieser Erfahrungsdimension. Sie erlaubt auch Psychotherapeuten genauer zu prüfen, welcher Zugang zur Achtsamkeit für welche Patientengruppe bestmöglich geeignet ist. So profitieren angespannte und getriebene Patienten möglicherweise eher von bewegungsorientierte Achtsamkeitsformen; wohingegen Patienten, die Schwierigkeiten haben, ihr Gefühl zu erkennen oder zuzuordnen, von introspektiven Übungen und dem Bodyscan profitieren könnten.

Implizite Achtsamkeit in der Körpertherapie

Es gibt eine Fülle unterschiedlicher Methoden und Verfahren der Körpertherapie. Diese haben aber alle den Ansatz, über den Körper den Zugang zu verdrängten Gefühlen zu ermöglichen. Damit wird unbewusstes Erleben wieder bewusst und zugänglich.

In der Körperpsychotherapie werden körperliche Empfindungen genauer unter die Lupe genommen. Im therapeutischen Interesse stehen vor allem solche körperlichen Abläufe oder Empfindungen, die so gewohnt und selbstverständlich zum Ich-Gefühl gehören, dass sie nicht mehr bewusst wahrgenommen werden, die also automatisiert ablaufen. Tiefenpsychologisch orientierte Körperpsychotherapeuten gehen davon aus, dass in der körperlichen Organisation des Erwachsenen emotionale Informationen aus der frühen Kindheit gespeichert sind. Dies können aus frühen Erfahrungen abgeleitete »Kernüberzeugungen« sein, wie zum Beispiel: »Ich bin nicht gut genug.« Nach den Theorien der Körperpsychotherapie werden solche »Kernüberzeugungen« als Gefühl im Körper gespeichert und bestimmen den Glauben, wie die Welt »wirklich« ist. Danach glaubt ein Mensch mit dem seit der Kindheit im Körper verankerten Gefühl: »Ich bin nicht gut genug« nicht wirklich, dass er gut ist, auch wenn er erfolgreich und anerkannt ist. Körperpsychotherapeuten gehen deshalb davon aus, dass ein gefühlsmäßig verinnerlichter Glauben nur dann verändert werden kann, wenn auf der gefühlten körperlichen Ebene eine andere Erfahrung möglich wird. Diese heilsame andere Erfahrung kann achtsam erlebt und integriert werden. Albert Pesso nennt diese alternative Erfahrung »Gegengift«.

In allen psychosomatischen Kliniken ist Körperpsychotherapie ein wichtiges Behandlungselement. Sie ermöglicht Zugang und Verständnis für Erfahrungen, die nicht in Worte gefasst werden können, und ermöglicht Veränderungen des Erlebens, selbst wenn die Umstände nicht beeinflussbar sind.

Explizite Achtsamkeit in östlichen Bewegungsübungen

In vielen Traditionen und auch Religionen und Heilslehren wird dem achtsamen Umgang mit dem Körper große Bedeutung beigemessen. Im Yoga entwickeln Menschen Achtsamkeit auf verschiedenen Ebenen. Sie erlernen Körperstellungen, die Kraft, Flexibilität und Bewusstheit vermitteln, sie lernen, bewusst zu atmen und bewusst zu essen, eine bewusste Körperhygiene durchzuführen und eine positive Lebensenergie zu kultivieren. Diese »Lebensenergie« (die im Yoga Prana heißt) ist subjektiv erfahrbar und auch in empirischen Studien nachweisbar, wenngleich die westliche Wissenschaft noch nicht erklären kann, wodurch der Zuwachs an Energie bewerkstelligt wird.

Im Tai Chi oder Chi Gong wird diese Kraft Chi genannt. Die Übungen können als Meditation in Bewegung gelten. Sie dienen – wie andere explizite Meditationsübungen – der Förderung von Konzentration, Klarheit, Kraft und Zufriedenheit.

Es wird sehr empfohlen, den Erfahrungsschatz dieser Übungen zu nutzen. Wer zum Beispiel psychische Probleme hat und eine Psychotherapie scheut oder vielleicht noch keinen Therapieplatz gefunden hat, der kann immer mit solchen bewegungsorientierte Übungen beginnen. Selbst wenn dabei die individuellen psychischen Faktoren nicht berücksichtigt werden, wird ein Zuwachs an Struktur, Kraft, Vitalität und Wohlbefinden erfahren werden. Manchmal macht das eine Psychotherapie sogar überflüssig. Wenn aber tieferliegende Probleme vorliegen, so kann eine solche stabilisierende und aktivierende Praxis die Psychotherapie positiv unterstützen und vermutlich den Therapieverlauf verbessern.

Achtsamkeit bei seelischen Problemen

Depression, Stress, Sucht, Angst und Selbstwertprobleme können nicht nur psychotherapeutisch verstanden und behandelt werden, sondern auch als existenzielle Grunderfahrungen begriffen werden. Die Sichtweise der östlichen Achtsamkeitspraxis eröffnet jedem Einzelnen heilsame Strategien, um mit seinem psychischen Leid umzugehen.

Achtsamer Umgang mit depressivem Erleben

Nimm dieses Herz aus Stein
und gib uns ein Herz aus Fleisch und Blut.
(Gebet der Kapuziner)

Wenn Sie Depressionen oder depressive Verstimmungen bei sich selbst oder aus Ihrem engen Umfeld kennen, so mag dieses Kapitel wichtig für Sie sein. Es geht zunächst um den klinischen Blick auf die Depression und später um depressives Erleben als Beispiel für Leid im allgemeinen Sinne. Es wird somit ein Bogen von der symptomorientierten Behandlung einer Erkrankung zum Umgang mit psychischem Leiden im Allgemeinen geschlagen. Dabei wird anhand der Depression vermittelt, wie man mit schwierigen Zuständen in einer konstruktiven und heilsamen Art und Weise umgehen kann.

Der klinische Blick auf die Depression

Unter Depression versteht man eine Beeinträchtigung des affektiven Erlebens, das mit gedrückter Stimmung, Interessenverlust, Freudlosigkeit, Antriebsverminderung, Energielosigkeit und erhöhter Ermüdbarkeit einhergeht. Meist sind auch die Konzentrationsfähigkeit, das Selbstwertgefühl und die Belastbarkeit (zum Beispiel am Arbeitsplatz) reduziert. Der Betroffene schläft schlecht, wacht oft schon sehr früh morgens auf, hat keinen Appetit und kein sexuelles Verlangen mehr. Die Gedanken kreisen um negative Aspekte, wie zum Beispiel die eigene Unzulänglichkeit, Angst vor der Zukunft, Schuldgefühle in Bezug auf die Vergangenheit und manchmal sogar den Wunsch, nicht mehr leben zu wollen.

Man kann die Depression in unterschiedliche Schweregrade (leicht – mittel – schwer) einteilen. Einmalige Phasen sind von sich wiederholenden Phasen zu unterscheiden. Affektive Schwankungen mit euphorischen (manischen) Phasen können manchmal auftreten, dann spricht man von einer bipolaren Störung. Depressionen können aber auch im Rahmen anderer Grunderkrankungen als Begleiterkrankung auftreten, wie zum Beispiel bei körperlichen Erkrankungen, bei Psychosen, Angsterkrankungen, Suchtstörungen oder schweren Lebensbelastungen. Schließlich gibt es auch Persönlichkeitstypen, die das Leben eher schwer nehmen und bei den problematischen Aspekten eher hängenbleiben als bei den heiteren Seiten des Lebens.

Wie entstehen Depressionen?

Oft gibt es klare Auslöser, die die Depression verursachen. Dies kann beispielsweise eine Kränkung am Arbeitsplatz oder in einer wichtigen persönlichen Beziehung sein. Trennungen wie zum Beispiel eine Scheidung oder Verlustereignisse wie der Tod eines nahestehenden Menschen, auch ein Umzug oder ein Arbeitsplatzwechsel können Depressionen begünstigen. Chronische Überforderung oder ständiger Stress ohne Möglichkeit, sich zu erholen, können gleichfalls eine depressive Entwicklung befördern. Manchmal werden die depressiven Symptome als Burnout bzw. chronische Stressreaktion bezeichnet. Es gibt auch eine Gruppe depressiver Störungen, die man als endogen bezeichnet. Sie treten oft ohne äußere Anlässe auf und zeigen teilweise ausgeprägte depressive Phasen. Sie werden als Ausdruck von Störungen der Botenstoffe im Gehirn verstanden.

Typisch: depressives Grübeln

Depressive Grübelkreisläufe entstehen aus dem Wunsch heraus, die Probleme, welche die depressive Krise herbeigeführt haben, zu lösen. Immer wieder werden deshalb bestimmte Gedanken, Szenen, Auslösesituationen oder Ereignisse der Vergangenheit durchgekaut. Durch dieses zwanghafte Nachdenken erhoffen wir uns einerseits, mit der gewohnten Problemlösestrategie, nämlich Denken, einen Ausweg aus dem seelischen Leiden und der damit verbundenen Kränkung zu erfahren. Andererseits hoffen wir, mit dieser Methode eine Distanz zu den Problemen herzustellen und einen Abstand zu schaffen. Indem wir über einen seelischen Schmerz nachdenken, ihn analysieren und rational durchdenken, versuchen wir die

Wenn sich alles wie abgestorben anfühlt, brauchen Sie Hilfe. Doch auch Sie selbst sind verantwortlich, der dunklen Seite aktiv zu begegnen und für sich zu sorgen.

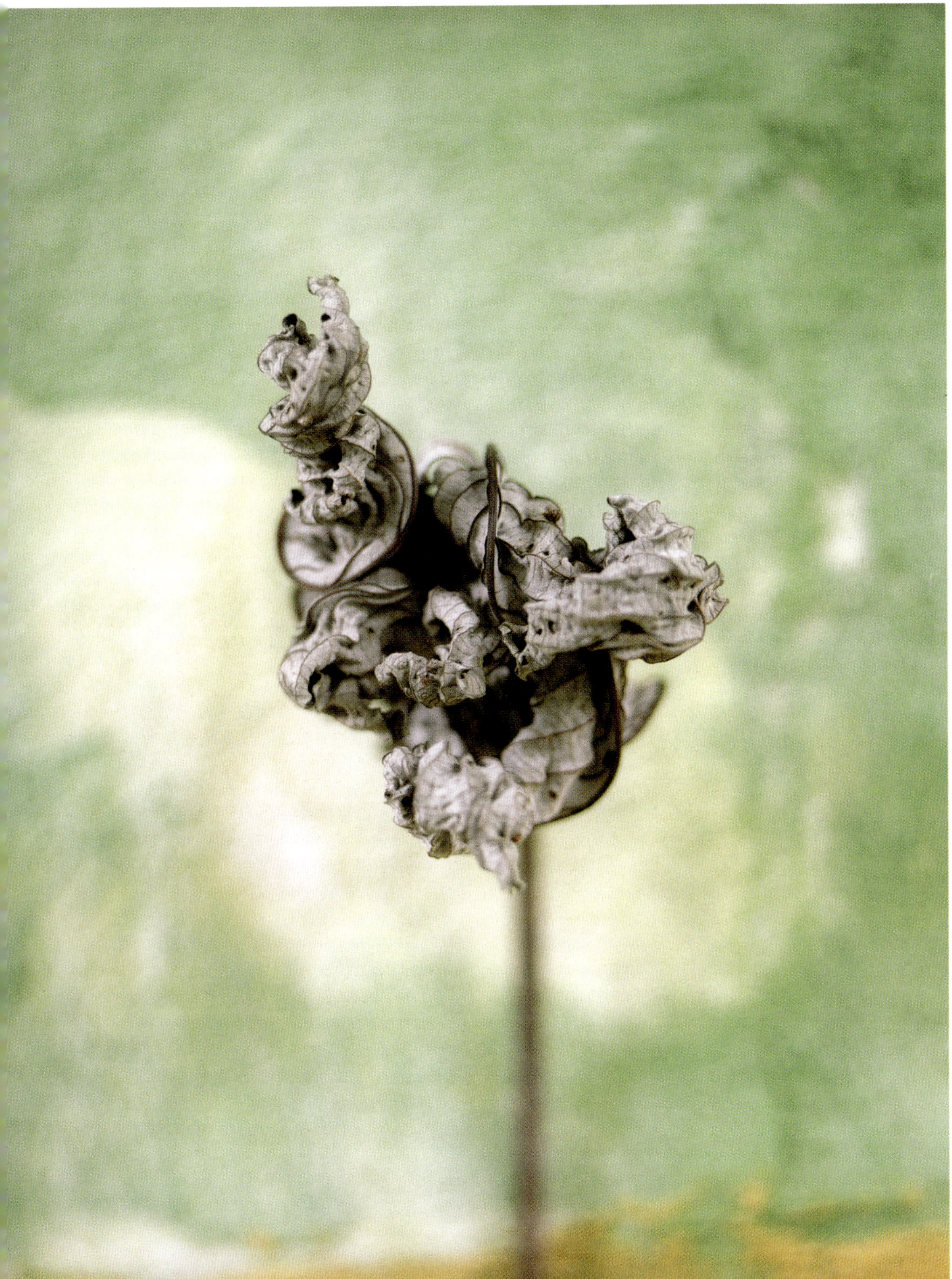

Oberhand zu behalten und weniger hilflos zu sein. Leider bewirkt dieser Lösungsversuch genau das Gegenteil. Die Probleme werden nicht gelöst, sondern verfestigen sich. Das kann bis zu einer Fixierung gehen, die in eine chronische Vermeidungshaltung oder zum Beispiel eine klinische Depression münden kann, bei der schließlich immer weniger wirklich gefühlt wird.

Pflichtbewusst und leistungsorientiert

Menschen mit einer Neigung zu depressivem Erleben sind oft sehr pflichtbewusst und ordentlich, manchmal sogar perfektionistisch oder etwas zwanghaft. Wenn es ihnen nicht gelingt, all das zu leisten, was sie für erforderlich halten, geraten sie leicht in eine Krise. Nicht selten beschimpfen sich Menschen mit einer depressiven Störung selbst unbarmherzig und streng, da sie hinter ihrem gewohnten Leistungsvermögen zurückbleiben. Kritik und Strenge statt Verständnis kennen viele Menschen aus ihrem Elternhaus und sie führen unwillkürlich den Umgangsstil mit sich selbst fort, den sie in ihrer Kindheit gewohnt waren.

Selbstkritik und Selbstbeschimpfung machen die Sache leider nicht besser, sondern fügen der Erkrankung der Depression noch Entwertung, Selbstverachtung und Schuldgefühle hinzu. Aus einem Problem werden somit mindestens zwei. Zur realen Erkrankung tritt die psychische Überlagerung durch die Selbstverurteilung hinzu, die die Situation verkompliziert und den Heilungsprozess erschwert.

Depression als existenzielle Grunderfahrung

In allen Zeiten und in allen Kulturen sind Menschen depressiv geworden. Der griechische Arzt Hippokrates hat den Begriff der Melancholie geprägt und dabei Menschen geschildert, die zu viel schwarze Galle haben und deren »Säfte« deshalb nicht im Gleichgewicht seien. In der Temperamentenlehre wurde der Melancholiker als eine Ausprägung der menschlichen Natur verstanden, in der Schwermut und Ernst, aber auch seelischer Tiefgang und menschliche Reife zum Ausdruck kommen. Daneben wurden die Sanguiniker, Phlegmatiker und Choleriker beschrieben.

Die Auseinandersetzung mit eigenen depressiven Anteilen kann für viele Menschen eine wichtige Aufgabe in ihrem Leben werden.

Die Depression fordert uns heraus, Stellung zu beziehen, aktiv und verantwortlich dafür zu sorgen, dass es gute Elemente in unserem Leben gibt und dass wir den dunklen und zerstörerischen Seiten aktiv begegnen und diese kennen, verstehen und annehmen lernen.

Diagnose und Therapie der Depression

Wenn Sie aktuell ein Stimmungstief erleben, dann erkennen Sie an folgenden Symptomen, ob es sich um ein vorübergehendes Phänomen oder eine klinische Depression handeln könnte:

- **Antriebsmangel:** Sie können sich nur noch schwer zu etwas aufraffen. Entweder bemerken Sie, dass Sie keine Lust mehr zu Verabredungen oder Aktivitäten haben, oder Ihnen fällt sogar die Arbeit oder das Alltägliche – aufstehen, waschen, anziehen, essen etc. – schwer.
- **Vitalitätsverlust:** Sie fühlen sich kraftlos und bleiern, Vieles ist mühsamer als früher.
- **Verlust der Empfindungsfähigkeit:** Sie fühlen weniger, vieles ist Ihnen egal; wie es anderen geht, lässt Sie seltsam kalt.
- **Hemmung und Einengung:** Sie kommen nicht »aus sich heraus«, sondern fühlen sich in sich selbst gefangen, gehen nicht auf andere zu. Ihre Gestaltungsmöglichkeiten werden immer kleiner und enger. Sie leiden an sich selbst und können doch nicht auf andere zugehen.
- **Grübelzwänge:** Ihre Gedanken kreisen – wie in einer Endlosschleife – immer wieder um die gleichen Inhalte.
- **Depressionsspezifische Denkmuster:** Dies können Schuldgedanken sein oder Sie denken oft, dass alles ohnehin keinen Sinn hat und Ihre Lage aussichtslos ist. Möglicherweise tauchen auch Gedanken an Selbstmord auf.

Falls Sie einige dieser Symptome an sich feststellen, sollten Sie professionelle Hilfe in Anspruch nehmen und einen Psychiater, Psychosomatiker oder Psychotherapeuten aufsuchen. Dieser nimmt eine ordentliche diagnostische Einordnung vor und leitet gegebenenfalls eine medikamentöse Therapie ein, empfiehlt eine Psychotherapie und leitet manchmal auch eine stationäre Behandlung in die Wege. Es ist wichtig, depressive Symptome rasch zu behandeln, da sonst die Gefahr der Chronifizierung, das heißt der Verfestigung der Symptome, besteht. Die übliche Behandlung differenziert sich nach Schweregrad, Verlaufsform und Begleitphänomenen.

- Leichtgradige Störungen können von alleine wieder aufhören, aber sie sind doch ein Signal dafür, dass es ernst zu nehmende Belastungsfaktoren gibt, welche die Krankheit ausgelöst haben.
- Mittelgradige Depressionen behandelt man meist mit Antidepressiva und Psychotherapie.
- Bei schweren Depressionen sollte eine stationäre Behandlung mit einer differenzierten medikamentösen Behandlung erfolgen.

Erika S., 53-jährige Lehrerin

» Ich schleppe mich nur noch durch den Tag

»Ich kann seit einigen Wochen meinen Alltag und meine beruflichen Verpflichtungen nicht mehr richtig bewältigen. Ich wache schon in den frühen Morgenstunden auf. Dann liege ich wach und grüble. Es sind eigentlich immer die gleichen Gedanken, die mich quälen: ›Wie soll es nur weitergehen?‹ Wenn dann der Wecker klingelt, fällt es mir sehr schwer, aufzustehen. Ich bin schon am Morgen erschöpft und weiß nicht, wie ich den Tag überstehen soll. Ich schleppe mich nur noch durch den Tag. Ich kann mich nicht mehr richtig konzentrieren, vergesse vieles. Vielleicht werde ich dement?
In solchen Momenten fühle ich mich leblos, antriebslos und kraftlos und habe keinerlei Hoffnung, dass es jemals wieder besser gehen könne. Ich habe sogar schon daran gedacht, Schluss zu machen, obwohl das für mich grundsätzlich nicht infrage kommt. Mir macht einfach nichts mehr Spaß, selbst zum Essen muss ich mich zwingen, weil ich kaum Appetit habe. Ich habe an nichts mehr Freude, kein Interesse und keinen Elan mehr. Vor einer Woche habe ich mich krankschreiben lassen. Jetzt komme ich mir faul und liederlich vor, weil ich eigentlich nur noch herumhänge. In diesem Zustand will ich mich auch anderen nicht zumuten. Am schlimmsten ist das »Gefühl der Gefühllosigkeit«. Ich kann weder weinen noch lachen, weder Freude noch Trauer erleben – alles ist im Moment wie abgestorben.
Früher war ich in der Schule sehr engagiert, war auch in meiner Freizeit gern aktiv, bin mit meinem Mann wandern gegangen oder habe in meinem geliebten Garten gewerkelt. Ich hatte auch zu meinen Eltern und Geschwistern einen guten Draht. Aber seit dem Vorfall mit dem Rektor ist alles anders. Er hat mich ungerechtfertigt angegriffen und regelrecht zur Schnecke gemacht; keiner meiner Kollegen ist mir beigesprungen … seit dem Tag bin ich in dieser Stimmung. – Jetzt ist eh alles egal.«

Die Depression anerkennen

Wenn Frau S. anerkennt, dass sie aktuell nicht leistungsfähig oder belastbar ist, wird sie unter Umständen eine merkwürdig befreiende Erfahrung machen können: Sie kann aufhören, sich permanent anzustrengen und ständig Leistung zu erbringen. Das heißt, sie steigt aus dem Tun-Modus aus und lässt los.

Wenn sie nicht arbeiten kann, wird sie Zeit haben, zu spüren, woran sie erkrankt ist und was sie gekränkt hat. Sie wird –

statt zu funktionieren – spüren, was sie belastet und verwundet hat. Sie wird – statt diese Gefühle mit noch mehr Arbeit wegzudrücken – innehalten und wahrnehmen, was eigentlich los ist und dem Raum geben, was sich in ihr meldet.

Sie wird vielleicht erkennen, wie sehr sie sich in der Regel darum bemüht, es allen recht zu machen und wie sehr sie das anstrengt. Sie wird feststellen, dass dieses Muster nicht neu ist, sondern dass sie schon als kleines Mädchen alles darangesetzt hat, um Anerkennung von ihrem strengen Vater und ihrer moralischen Mutter zu erhalten. Sie sieht, wie sie immer bemüht war, das brave Mädchen zu sein, um Ärger zu vermeiden. Sie erkennt auch, dass sie sich viel zu viele Jahre an die Vorstellungen anderer angepasst hat und eigene Bedürfnisse unterdrückt hat.

Während sie sich diese Gefühle eingesteht, spürt sie, wie Wut und Empörung aufsteigen, wie sie schreien will und ungehorsam, frech und wild sein will. Sie spürt – manchmal mit einer gewissen Angst – wie sich deutliche Impulse in ihr melden, so nicht weitermachen zu wollen. Sie spürt, wie in ihr ein deutliches »Nein« zu all den faulen Kompromissen und Anpassungsleistungen aufsteigt, die sie im Laufe ihres Lebens gemacht hat und die sie für unvermeidbar und erforderlich hielt.

Sie spürt, dass sie Bedürfnisse hat, welche sie nie ernst genommen hat, und sie beschließt, dass das jetzt anders werden soll. Nach sechs Wochen stationärer Behandlung wird sie entlassen, ist aber noch einige Wochen krankgeschrieben. Sie beginnt eine ambulante Psychotherapie und fängt mit einer stufenweisen Wiedereingliederung in ihren Beruf ein. Somit hat sie endlich wieder Zeit, um wahrzunehmen, was sie selbst wirklich will. Sie erkennt, dass sie aus Gewohnheit und Pflichtgefühl die Interessen der anderen über die eigenen gesetzt hat und somit einen schleichenden Verrat an sich selbst begangen hat.

Indem sie nun wieder mehr Sport macht, die Hausarbeit mit ihrem Mann teilt und um Hilfe bittet, wenn ihr manches zu viel wird, kümmert sie sich besser und verantwortungsvoller um sich selbst und auch um ihre depressiven Seiten, die sich melden, wenn sie sich vernachlässigt. Ihre Medikamente nimmt sie insgesamt 14 Monate, bevor sie merkt, dass sie wieder stabil ist und ohne Antidepressiva gut zurechtkommt.

Der Depression achtsam begegnen

Gemäß den Vier Edlen Wahrheiten gibt es kein Leben ohne Leiden. Das Leiden, das uns belastet, stammt zu einem großen Teil von unseren eigenen Gedanken, welche wiederum durch die Bewertungen, die wir ständig machen, geprägt werden.

Gerade die Depression ist eine typische »Gedankenkrankheit«. Depressive Menschen bewerten sich selbst überwiegend negativ. Sie vergleichen sich oft mit anderen Menschen, denen scheinbar alles besser gelingt.

Eigene Unzulänglichkeiten werden als Fehler und eigene Erfahrungen von Leiden als Ausdruck eines falschen Lebens gesehen. Depressive Menschen meinen, ihnen fehle es an Disziplin oder an den richtigen Strategien oder sie hätten besonders schwierige Biografien.

In der buddhistischen Sichtweise ist Leiden aber ein unvermeidliches Element des menschlichen Erlebens. Es ist nicht unsere Schuld oder ein Zeichen von Schwäche, psychischer Instabilität oder falscher Eltern, sondern es gehört einfach dazu. Wenn das Leiden und der Schmerz da sind, sollten wir uns ihrer annehmen. Wir sollten freundlich und angemessen mit diesen Gefühlen umgehen und bestmöglich in dieser schwierigen Zeit für uns sorgen.

Eine Besonderheit in der Entstehung und Aufrechterhaltung der Depression sind die spezifischen Gedanken, die häufig sehr kritisch, fordernd, abwertend und vergleichend sind. Wenn man zum Beispiel denkt, dass man dumm und unfähig ist, so ist es nicht verwunderlich, wenn die Gefühle, die dadurch ausgelöst werden, negativ und freudlos sind. Nur: Der ursprüngliche Gedanke ist eben nicht zutreffend. Der depressive Mensch gerät in einen Teufelskreis negativer Gedanken, die sich verstärken: Die negative Bewertung löst negative Gefühle aus, diese können zum depressiven Erleben führen. In diesem Erleben werden wiederum die negativen Aspekte des Lebens besonders wahrgenommen und eine Tendenz besteht, auch andere – gute oder neutrale – Phänomene negativ zu bewerten. Um aus dieser Negativ-Spirale auszusteigen, ist es erforderlich, die eigenen Gedanken achtsam wahrzunehmen.

Der depressive Geisteszustand

Die Depression schafft einen spezifischen »Geisteszustand«, der typische depressive Körperwahrnehmungen, Gefühle und Gedanken nach sich zieht. In der Achtsamkeitspraxis lernen wir – neben Körperwahrnehmung, Gefühlswahrnehmung und Wahrnehmung der Inhalte unseres Denkens – auch die Geisteszustände zu erfassen, welche die Inhalte formen und prägen.

Es ist somit hilfreich, ein Gefühl dafür zu entwickeln, welche Geisteszustände bestimmte Denkinhalte nach sich ziehen. Der Gedanke, dass die Zukunft genauso schlimm wie die Gegenwart sein wird oder dass sich nie etwas bessern wird, ist ein typisch depressiver Gedanke. Weitere typische depressive Denkstrukturen sind das »Anhaften« an den negativen Dingen des Lebens und das Ignorieren positiver Aspekte. So wird zum Beispiel eine unangenehme Erfahrung (welche unter Umständen sogar Jahre zurückliegen kann) immer wieder und wieder wiedergekäut (ruminiert). Solche Gewohnheiten führen dazu, dass negative Erinnerungen und Erfahrungen fast das ganze Denken bestimmen. Die realen schönen Dinge werden hingegen kaum beachtet und können damit auch im Gehirn keine entsprechende Erfahrungsspur hinterlassen.

Überhaupt wahrzunehmen, in welchem Geisteszustand wir uns aktuell befinden, ist der erste wichtige Schritt. Wenn wir unseren Geisteszustand erkennen, können wir ihn entweder freundlich annehmen oder vielleicht auch etwas tun, um ihn zu verändern.

Heilsame Strategien

Therapeutisch ist es wichtig, die Geisteszustände gemäß den aktuellen Möglichkeiten aktiv zu gestalten und sich nicht passiv hineinfallen zu lassen. In der schweren Depression sind die Gestaltungsmöglichkeiten naturgemäß geringer. Vielleicht ist es nur möglich, weniger lang im Bett zu liegen und sich körperlich gut zu pflegen. Wenn die Depression weniger einengend ist, kann bewusst daran gearbeitet werden, sowohl negative als auch positive Geisteszustände zu erkennen. Schließlich kann man bewusst die heilsamen Zustände verstärken und bewusst zu planen.

Es ist hilfreich, sich bewusst zu werden, welche innere Zustände manchmal auftreten und wie diese dann das Erleben gestalten. Beispielsweise werden wir in einer miesen und negativistischen Stimmung nahezu alles schlecht finden. Die Dinge sind aber nicht per se schlecht, sondern wir interpretieren sie so, weil wir schlechte Laune haben. Wenn wir also immer besser verstehen, dass wir unterschiedliche Brillen auf der Nase tragen, welche die Wahrnehmungen entsprechend färben, dann verstehen wir, dass wir selbst unsere Wirklichkeit gestalten. Wir können dann zum Beispiel sagen: »Aha: Heute bin ich wieder in einer Miesepeter-Verfassung – ich habe aber keine Lust, den ganzen Tag darin zu bleiben. Ich mache jetzt etwas, das meine Stimmung verändert. Ich gehe jetzt in einen spannenden Film.«

Akzeptanz des Unabänderlichen

Natürlich wollen wir keine seelischen oder körperlichen Schmerzen haben, keine depressiven Gefühle, keine Einschränkung unserer Leistungsfähigkeit, keine Unzulänglichkeiten – keine Depression. Gemäß der Universalität des Leidens ist uns aber klar, dass es naive Wünsche sind, von Schmerz und Leid verschont zu werden. Selbstverständlich ist es sinnvoll und wichtig, alles erdenklich nötige zu tun, um aus dem Zustand psychischer Erkrankung herauszufinden. Verleugnung, Verdrängung, Vermeidung sind aber keine guten Strategien. Sie verhindern, dass wir das Problem wirklich in den Blick nehmen, verstehen und somit langsam verändern. Die folgende Geschichte verdeutlicht das.

Der König und seine Söhne

Ein König hatte drei Söhne. Der erste war klug, angenehm und wohlgeraten und eine besondere Freude für seinen Vater. Er wollte ihn nach seinem Heranwachsen in seiner Nähe wissen und ernannte ihn zum Innenminister mit einem eigenen Palast in unmittelbarer Nachbarschaft. Auch zum zweiten Sohn bestand ein erfreulich gutes Verhältnis, der war mutig und kühn und wurde nach seinem Heranwachsen zum Verteidigungsminister ernannt; auch er bewohnte einen neu errichteten Palast in der Nähe des väterlichen Schlosses.

Leider war der dritte Sohn ein schwieriger Mensch. Die Berater des Königs empfahlen, ihn nicht zum Minister zu ernennen, da er Schande über das Königreich bringen könnte. Der König baute ihm deshalb ein kleines Schloss außerhalb der Reichsmauern, wo die Barbaren hausten. Zu seinem Schutz erhielt er 100 Soldaten. Nach einem Jahr aber schrieb der Sohn: »Lieber Vater, ich bemühe mich sehr darum, in der Fremde zurechtzukommen, leider werden wir aber ständig von den Barbaren angegriffen, die in der Überzahl sind.« Der Vater sicherte dem Sohn Unterstützung zu und ließ eine größere Burg errichten, welche nun von 1 000 Soldaten bewacht wurde. Nach einem Jahr schrieb der Sohn wieder: »Lieber Vater, trotz der größeren Burg und der dickeren Mauern nehmen die Barbarenangriffe zu, wir werden nicht mehr lange standhalten können.« Der König wollte dem Sohn nun wirklich zur Hilfe kommen. Er ließ eine große Wehranlage weiter weg mit mehreren Ringmauern und Wassergräben errichten, damit sein Sohn geschützt sei. Eine Truppe von 10000 Soldaten sollte ihn gut bewachen. Doch nach einem Jahr kam wieder ein Brief: »Lieber Vater, trotz der massiven Aufrüstung nehmen die Barbarenangriffe nicht ab. Wir werden Tag und Nacht angegriffen. Unsere Kräfte sind erschöpft.«

Nun entschloss sich der König, gegen den Rat seiner Berater, den Sohn nach Hause zu holen. Er sagte: »Das Wegschicken des Sohnes, das Hochziehen von Mauern und die Ausstattung mit 10 000 Soldaten hat nicht zum Erfolg geführt, sondern alle nur geschwächt. Nun werde ich meinen Sohn zu mir ins Schloss nehmen, ich will ihn besser kennenlernen und versuchen, mit ihm ein Auskommen zu finden.«

Wenn wir uns unseren psychischen Problemen mit der Haltung eines guten Vaters oder einer liebevollen Mutter zuwenden, dann kann sich zeigen, was benötigt wird, was getan werden muss und wie die schwierigen Selbstanteile ihren Platz finden können. Das Geheimnis dabei ist, dass wir keine grundsätzliche oder allgemeingültige Lösung anstreben, sondern immer nur den einen Augenblick des Gegenwartsmoments in den Blick nehmen.

Nachdem Sie so in Kontakt mit diesem bedürftigen und kindlichen Anteil von sich getreten sind, wollen Sie vielleicht aktiv werden und etwas Wohltuendes machen. Vielleicht kochen Sie sich (und somit auch Ihrem inneren Kind) einen Tee oder warmen Kakao oder machen etwas Aktives, das dem Kind guttut. Es wird ihnen sagen,

Übung

Selbstzuwendung

Wenn es Ihnen nicht so gut geht, dann stellen Sie sich vor, dass Sie ein kleines Kind sind, das unter diesen körperlichen oder seelischen Schmerzen leidet. Vielleicht tut Ihnen etwas weh oder Sie sind traurig, weil Sie sich nicht verstanden oder gemocht fühlen. Solche Gefühle haben Sie heute manchmal, aber Sie haben sie früher auch schon gehabt. Nehmen Sie sich Zeit, wirklich zu spüren, wie es dem Kind in einer solchen Situation geht. Vielleicht können Sie sich das Kind sogar vorstellen und erkennen, wie alt es ist und wie es aussieht. Vielleicht können Sie wahrnehmen, was es jetzt braucht und was es sich wünscht ... Nehmen Sie sich etwas Zeit, um mit den Empfindungen und Bedürfnissen des Kindes, das Sie ja einmal waren, in einen inneren Kontakt zu kommen. Nehmen Sie diese bewusst wahr.
Nun stellen Sie sich vor, dass Sie als erwachsener Mensch, der Sie heute sind, sich diesem Kind zuwenden. Sie erkennen, dass das Kind Kummer hat. Sie spüren Anteilnahme und Interesse und wollen verstehen, was los ist. Sie fragen es, wo es wehtut, was passiert ist und wie es dem Kind jetzt zumute ist. Sie wenden sich Ihrem inneren Kind anteilnehmend zu und nehmen es auf den Schoß und trösten es. Vielleicht wischen Sie ihm die Tränen ab und putzen ihm die Nase. Vielleicht wiegen und schaukeln Sie es etwas, singen ihm etwas vor oder sprechen mit ihm. Das können Sie in Ihrer Vorstellung oder auch konkret machen – schauen Sie, wie es am besten zu Ihnen passt.

was es braucht und sich wünscht, wenn Sie gut zuhören. Sie werden erfahren und spüren, was zu tun ist, damit der Schmerz aufhört oder weniger wird.

Achtsamer Umgang mit Stress

Der höchste Weg ist nicht schwer,
wenn du nur aufhörst zu wählen.
Wo weder Liebe noch Hass,
ist alles offen und klar.
Aber die kleinste Unterscheidung
bringt eine Distanz wie zwischen Himmel und Erde
(Shinjin-Mei)

Jeder kennt das: Ein kleiner Anlass bringt uns in Wallung, und innerhalb von Millisekunden sind wir in einem anderen Zustand. Es ist ein Zustand, in dem wir die Kontrolle über unsere Impulse und unsere Emotionen verlieren können und manchmal auch wirklich verlieren. In solchen Momenten kann man viel zerstören und viel Schaden anrichten. Unter Umständen kann aber auch das Gegenteil passieren. Die aufwallenden Gefühle lösen den Impuls aus, die Flucht zu ergreifen und die womöglich nötige Auseinandersetzung zu vermeiden, da Aggression, heftige Affekte und Streit Angst machen. Manchmal kann es sogar zu Erstarrungszuständen kommen, da das auslösende Gefühl so intensiv ist, dass man sich überfordert fühlt und in einen »Totstell-Modus« gerät.

Was passiert bei Stress im Körper?

Um uns selbst zu verstehen und die biologischen Wurzeln unserer Stressantwort nachzuvollziehen, ist es sinnvoll, die körperlichen Aspekte unseres vegetativen Nervensystems und der Stressreaktion zu betrachten. Natürlich sind diese Modelle nur Annäherungen an äußerst komplexe bio-psycho-soziale Mechanismen. Als Modell können sie aber dazu dienen, die Zusammenhänge etwas leichter zu verstehen.

Wir Menschen haben, wie auch alle anderen Säugetiere, ein Nervensystem, das zweigeteilt ist. Es besteht – grob gesagt – aus einem Sympathikus und einem Parasympathikus-Anteil. Diese beiden Systeme arbeiten als Gegenspieler. Der Sympathikus ist für die Erregung zuständig. Er hilft uns, schnell und erfolgsorientiert zu handeln, unser Leben zu schützen und blitzschnell zu reagieren, wenn es erforderlich ist. Der Parasympathikus ist

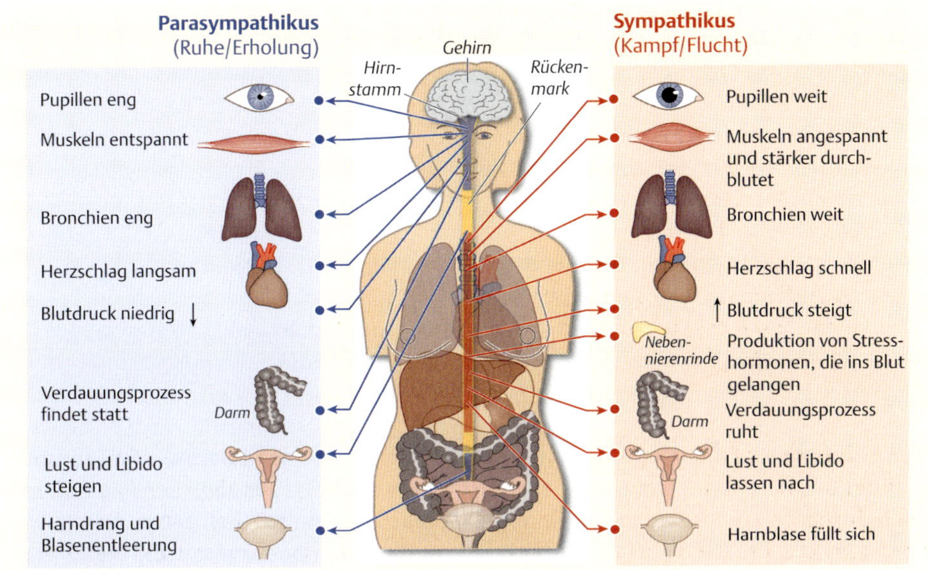

▲ **Der Parasympathikus sorgt dafür, dass unser Körper sich entspannt und die Verdauungsorgane ungestört arbeiten können. Der Sympathikus versetzt den Körper bei Stress in Alarmbereitschaft.**

für die Ruhe und Erholung verantwortlich sowie für das Erleben von Lust und für die Empfindungsfähigkeit.

Akuter Stress

Die Kurzzeitstressreaktion (Dauer ca. 15–30 Minuten) ist eine gesunde Reaktion des Körpers auf bedrohliche Situationen. In einem solchen Moment werden aus dem Grenzstrang des Sympathikus und dem Nebennierenmark die Hormone Adrenalin und Noradrenalin ausgeschüttet. Diese Ausschüttung erfolgt nur kurz. Sie aktiviert den Körper und steigert unsere Leistungsfähigkeit. Die Pupillen weiten sich, die Lunge kann mehr Sauerstoff aufnehmen, die Muskulatur wird durchblutet, das Herz-Kreislauf-System wird aktiviert. All das dient der blitzschnellen Reaktion, um das Leben zu schützen und Gefahren zu meistern. Wir sind dann hellwach, das Herz rast, der Blutdruck steigt, die Muskeln sind gespannt. Der Körper ist bereit, anzugreifen oder davonzulaufen. Häufig treten Verteidigungsimpulse auf, das heißt die Willkürmotorik des Schulter-Arm-Bereiches wird aktiviert und will sich verteidigen oder in die Offensive gehen, die Beine haben vielleicht den Impuls wegzulaufen.

In dieser Situation wird das parasympathische System unterdrückt, da dessen Funktionen in der Akutstresssituation nicht im Vordergrund stehen. Der Darm bewegt sich kaum, die Blase wird nicht entleert, es besteht in einer solchen Situation natürlich auch kein Bedürfnis nach Schlaf oder gar sexueller Betätigung. Die parasympathischen Impulse werden so lange unterdrückt, bis das Stresserleben vorbei ist. In der Regel ist das nach 15–50 Minuten der Fall, da das Adrenalin und Noradrenalin im Blut innerhalb dieser Zeit abgebaut werden. Dann sollte die Erregung langsam nachlassen und Körper und Psyche wieder zur Ruhe kommen.

Akuter Stress ist nicht gefährlich. Es ist ein gutes Zeichen, wenn der Herzschlag in der akuten Situation schneller wird und der Blutdruck steigt. Dies zeigt, dass der Körper angemessen auf Herausforderungen reagiert und dass er sich gesund verhält. Wichtig ist nur, dass nach der akuten Stressphase wieder Ruhe und Erholung möglich sind.

Chronischer Stress

Problematisch und potenziell krank machend ist eine anhaltende Stresssituation, wenn nämlich die akute Erregung nicht mehr aufhört. Es kann sich dann eine Daueranspannung entwickeln, in der weitere Hormone, wie zum Beispiel das Cortisol, gebildet werden. Diese sorgen dafür, dass sich der Körper auf Dauerstress einstellt und somit in einem ständigen Habt-Acht-Zustand bleibt und keine Entspannungsreaktion mehr zulässt. Chronischer Stress kann eine Fülle von somatischen und psychischen Erkrankungen nach sich ziehen, wie zum Beispiel anhaltend hohe Pulsfrequenz, Herzrhythmusstörungen, hohen Blutdruck, erhöhten Blutzuckerspiegel und Diabetes mellitus. Ganze Organsysteme können durch chronischen Stress betroffen sein. So kann es zur Beeinträchtigung des Immunsystems mit Krankheitsanfälligkeit und Wundheilungsstörungen kommen. Magen-Darm-Erkrankungen treten vermehrt auf, es kommt zu sexuellen Störungen wie verminderter Lust, Impotenz und Unfruchtbarkeit. Eine Fülle unterschiedlicher psychischer Störungen kann die Folge (manchmal auch die Ursache) eines chronischen Stresssymptoms sein. Es ist keine Frage, dass chronischer Stress gefährlich ist und dass es unbedingt Sinn macht, Methoden der Stressreduktion wie zum Beispiel PMR (Progressive Muskelanspannung nach Jacobson) oder Autogenes Training kennenzulernen und anzuwenden.

Bindungsstress

Es gibt spezifische Störungen im Bereich der Regulation von Gefühlen, die auf frühkindliche Bindungsstörungen zurückzuführen sind. Ein Säugling, der zu wenig Liebe, Verständnis oder Sicherheit erfuhr, wird möglicherweise schlechter schlafen, essen und gedeihen. Er wird schon im frühen Lebensalter unter Stress leiden, der seine Persönlichkeitsentwicklung beeinträchtigt. So entwickeln beispielsweise vernachlässigte oder misshandelte Kinder, die von ihren Eltern nicht angenommen werden oder deren Eltern selbst überfordert und hilflos sind, schon in frühester

Jugend eine Neigung zur Übererregung und zu massiven Spannungszuständen. Sie lassen sich schlecht beruhigen und sind auch in zwischenmenschlichen Beziehungen misstrauisch oder unsicher. Diese stressverursachten Entwicklungsprobleme können in Persönlichkeitsstörungen wie zum Beispiel die Borderline-Störung oder Traumafolgestörungen münden. Sie können mit erheblichen Konflikten in zwischenmenschlichen Beziehungen einhergehen, da es Menschen mit solchen Erfahrungen verständlicherweise schwerfällt, Vertrauen zu entwickeln und sich auf andere einzulassen.

Stress plus psychische Symptome

Das biologisch ablaufende Stresssystem kann sich mit vielfältigen psychischen Symptomen verbinden, die in ihrer Ausprägung unterschiedlich intensiv sein können. So kann zum Beispiel Wut, wenn sie mit massivem Stresserleben (Hochstress) einhergeht, zu einer gefährlichen und destruktiven Kraft werden. Wenn sich Hochstress mit Angst verbindet, kann Todesangst oder maximale Hilflosigkeit entstehen. Hochstress bei Depression und Verzweiflung kann selbstzerstörerisches Denken und Handeln nach sich ziehen. Hochstress bei körperlichem Schmerzerleben kann die Symptomatik verstärken und zusätzlich zur Grunderkrankung Anspannung, Verzweiflung und Wut nach sich ziehen.

Wir machen ständig wechselnde Erfahrungen, sowohl erwünschte als auch unerwünschte. Wenn wir manche Erfahrungen zurückweisen, uns dagegen empören und uns über die Zumutungen aufregen, so entwickeln wir nicht selten Stresssymptome, die im weiteren Fortgang krank machen und körperliche Störungen nach sich ziehen können. Wer beispielsweise einen Blechschaden am Auto durch einen kleinen Unfall erleidet, wird dadurch vermutlich einige Unannehmlichkeiten erfahren, die nicht erfreulich sind. Wer dieses Vorkommnis aber zum Anlass nimmt, um jahrelang mit dem Unfallgegner zu prozessieren oder wer den anderen deshalb hasst, wird noch mehr Stress erleben als nötig.

Somit lässt sich Stress als sekundäre Reaktion auf ein Problem oder ein körperliches oder psychisches Symptom, wie zum Beispiel Schmerz, Angst, Depression oder belastende Auslösesituationen verstehen. Im Buddhismus verdeutlicht die Zwei-Pfeile-Theorie, wie wir dazu neigen, eine ohnehin schwierige Auslösesituation noch zusätzlich zu verkomplizieren: Wir fügen zum realen Schmerz des psychischen Leids noch belastende Gedanken und Schuldzuschreibungen hinzu, verursachen uns also zusätzlichen Stress.

Der erste und der zweite Pfeil

Ein junger Krieger wird in einer Kampfhandlung von einem Pfeil getroffen und verwundet. Nun kommt eine Gruppe von Experten zu ihm, die nachdenken und beraten, wie es zu diesem Vorfall kommen konnte. Sie analysieren die Ursachen des Pfeilschusses, überlegen, wie der Pfeil flog und wie er traf. Sie entwickeln vielfältige Theorien über die Verletzung, manche machen sogar den jungen Krieger für seine Verletzung verantwortlich. Die Experten verstricken sich immer mehr in ihre Gedanken und Vorstellungen und bemerken in ihrer Debatte nicht, dass der junge Mann bereits gestorben ist, da niemand den ersten Pfeil herausgezogen hat.

Die debattierenden Experten sind unsere Gedanken, Konzepte und Schuldzuschreibungen, die sich im eigenen Kopf um ein Problem herum entwickeln. Die Gedanken können so dominant und vorherrschend werden, dass eine Lösung des ursächlichen Problems nicht mehr gelingt. Psychische Krankheiten sind in der Regel durch Gedanken und Überzeugungen gekennzeichnet, die diese zweite Ebene einziehen und somit den direkten Zugang zum Körper, zu den Gefühlen, zu konkreten Handlungen und erfolgreichen lösungsorientierten Schritten erschweren. Plötzlich ist man in Gedanken verstrickt und findet keinen Ausweg mehr. Da Gedanken Gefühle auslösen und Gefühle die Handlungsimpulse steuern, ist es wichtig, diesen zweiten Pfeil in den Blick zu nehmen. Auf diesen haben wir Einfluss – auf den ersten nicht immer.

Stress ist nicht gleich Stress. Es ist nötig, den Stress besser kennenzulernen, um die optimale Umgangsstrategie zu finden. So kann man zum Beispiel in einer maximalen Stressphase keine Meditationsübung machen, sondern sollte eher aktive, bewegungsorientierte Strategien anwenden. Es ist auch nicht sinnvoll, alles mit sich alleine auszumachen. Vielleicht kann man auch die Hilfe anderer annehmen und sich anvertrauen.

Melanie F., 24 Jahre

» Im Grund kann mich keiner wirklich leiden – am wenigsten ich selbst

Melanie F. hat eine sehr zierliche und mädchenhafte Figur, ist auf eine aparte Weise sehr hübsch – es fallen aber die Narben an ihren Armen auf, die daher kommen, dass sie sich bei Stress manchmal selbst verletzt und schneidet. Sie wirkt einerseits sehr zart, sensibel und verletzbar, andererseits unruhig, nervös und sehr unsicher. Sie raucht viel, trinkt auch zu viel Kaffee und hat kaum Appetit. Ihr Körpergewicht ist an der Untergrenze, obwohl sie keine Magersucht hat. Zu ihrer Biografie ist zu bemerken, dass sie ungeplant als Tochter einer 17-jährigen Mutter und eines Algeriers auf die Welt kam:

»Meine Mutter war mit mir überfordert und hat mich viel herumgereicht. Als kleines Kind war ich oft im Krankenhaus. Ich mochte schon früher kaum was essen, musste oft erbrechen. Nachts konnte ich oft nicht schlafen und hatte häufig Angst. Meine Mutter fand mich furchtbar anstrengend – ein Schreikind, das ihr das Leben zur Hölle gemacht hat.
In der Schule war ich eigentlich gut, vor allem in Gymnastik und Bodenturnen. Ich hätte wohl durchaus das Zeug zur Sportlerin gehabt; keiner hat mich aber richtig unterstützt und so wurde nichts daraus.
Dann fing es mit Alkohol und Drogen an, ich war da in so einer Clique. Ich hatte auch früh Sex, naja, dazu gibt es eigentlich nicht viel zu sagen. Als ich fünf war, hat meine Mutter wieder geheiratet. Als noch zwei Kinder kamen, war ich sowieso abgeschrieben. Mein Stiefvater hat sich nur für mich interessiert, wenn er betrunken war. Dann hat er mich angetatscht.
Ich rege mich leider immer tierisch auf und habe oft Angst, dass etwas Schlimmes passieren wird. Echte Freunde habe ich eigentlich nicht; ich kann auch niemanden lange in meiner Nähe ertragen, fühle mich aber trotzdem schnell einsam. Ich bin wohl eine schwierige Persönlichkeit, die man ohnehin nicht lieben kann. Im Grund kann mich keiner wirklich leiden – am wenigsten ich selbst.«

Psychischen Stress anerkennen

Frau F. hat aufgrund der Lebensumstände ihrer frühen Kindheit wenig Sicherheit erfahren und eine Mutter erlebt, die nicht ausreichend verfügbar und zugewandt war. Diese Ausgangsbedingungen waren nicht dazu angetan, ein sicheres Bindungssystem zu entwickeln. Ihre junge, überforderte Mutter trägt jedoch auch nicht die »Schuld«, sondern litt ebenfalls unter den Gegebenheiten. Da Frau F. in ihrer Kindheit immer wieder im Krankenhaus war und herumgereicht wurde, hat sie vermutlich immer wieder Verlassenheitsangst und intensiven Stress durchlebt. Dadurch hat sich auch in ihrem Gehirn die Bereitschaft zu sehr schnellem und heftigen Stresserleben besonders intensiv herausgebildet und verfestigt. Sie reagiert schneller und intensiver auf belastende Situationen mit Stress und braucht länger als andere, um wieder »runterzukommen«. Vermutlich spielt nicht nur die soziale Situation, sondern auch die »biologische Ausstattung« eine Rolle bei dieser Entwicklung.

Es ist nötig, anzuerkennen, dass die Situation so ist und vielleicht auch noch lange so bleiben wird. Dies ist eine Tatsache, welche nicht angenehm ist. Es hilft aber nicht, diese Problematik zu verleugnen oder sich immer wieder aufs Neue darüber aufzuregen. Es hilft auch nicht, der Mutter, der Umwelt, der Gesellschaft oder wem auch immer Vorwürfe zu machen und die Schuld zu geben. Auch wenn die Lebensumstände nicht ideal waren oder sind, ist es besser anzuerkennen, dass ein bestimmtes Problem vorliegt, mit dem ein Umgang gefunden werden kann, als immer wieder in Anklage, Vorwurf oder Wut zu geraten. Wenn Sie beispielsweise wissen, dass Sie aufgrund der frühkindlichen Erfahrung zu intensiven Spannungszuständen, heftigen Gefühlen und leidenschaftlichen, aber komplizierten Beziehungen neigen, so können Sie – nach und nach – Verständnis für sich selbst entwickeln und tatsächlich etwas ändern. Es gibt gute und erfolgreiche Therapiemethoden, die genau dieses heftige Stresserleben in den Blick nehmen und helfen können, etwas zu verändern (zum Beispiel Dialektisch Behaviorale Psychotherapie – DBT).

Dem Stresserleben achtsam begegnen

Wenn Frau F. lernt, sich ihren Stresszuständen zuzuwenden, kann sie Wege finden, mit diesen hilfreicher umzugehen. Dazu muss sie aber zunächst die Vorstellung, wie ihr Leben eigentlich hätte sein sollen, loslassen. Dieses Festhalten an Idealvorstellungen eines anderen und »eigentlich richtigen« Lebens verhindert, dass sie sich ihrem Leben, wie es tatsächlich ist, zuwenden kann. Im Buddhismus wird dieses Festhalten an bestimmten Vorstellungen »Anhaftung« genannt. Viele Menschen verbringen oft Jahre ihres Lebens mit der Frage, warum ihre Eltern, das Schicksal oder die Umstände so schwierig waren. Wenn wir aber in solchen rückwärtsgewandten »Warum-Fragen« stecken bleiben, verpassen wir die Gelegenheit, unser Schicksal selbst in die Hand zu nehmen und selbst zu gestalten.

Die Opferrolle verlassen

Die Gefühle von Wut und Vorwurf sind natürlich verständlich und auch das Bedürfnis danach, einen guten Platz im Leben zu wollen, geliebt zu werden (oder geliebt worden zu sein) und in seinen Bedürfnissen und Signalen verstanden zu werden. Wenn die Realität aber anders ist, so führt die trotzige Fixierung auf das erwünschte Ideal zur Verfestigung des Problems. Die Schnitte in den Armen wurden als Demonstration des eigenen Leidens und des Versagens gebraucht. Frau F. nimmt dabei die Rolle der Anklägerin ein, die die eigenen Wunden vorzeigt und »den anderen« beweist, wie schlecht sie sind. Diese Haltung führt zu einer Identifikation mit der Opferposition und kann die Chronifizierung schwererer psychischer Störungen wie beispielsweise einer Borderline-Störung nach sich ziehen.

Radikale Akzeptanz

Wenn also eine heilsame Veränderung ermöglicht werden soll, so braucht es das, was Marsha Linehan als radikale Akzeptanz bezeichnet hat. Es braucht die Anerkennung, dass die Situation ist, wie sie ist. Melanie F. hat zum Beispiel keine Schuld daran, dass sie Stresssituationen schlecht aushält und emotional instabil ist. Sie hat aber die Verantwortung dafür, mit dieser Situation bestmöglich umzugehen und Sorge dafür zu tragen, dass sie mit ihrer Situation und persönlichen Ausstattung heilsam umgeht.

Strategien der Selbstfürsorge entwickeln

Als Frau F. irgendwann verstanden hat, dass sie die Vergangenheit nicht umschreiben oder ändern kann, dass sie aber Einfluss auf ihre eigene Zukunft hat, beschloss sie, eine Psychotherapie zu machen. Sie lernte Stressbewältigungstechniken anzuwenden, die wirklich hilfreich waren. Wenn sie spürte, dass sie wieder in innere Anspannung geriet, unternahm sie gleich gewisse Gegenstrategien, die ihr dabei halfen, schneller und erfolgreicher aus Hochstressphasen herauszufinden. Sie lutschte beispielsweise ein besonders scharfes Bonbon, machte eine Rechenaufgabe im Kopf oder sagte sich innerlich ein Gedicht auf, das sie für solche Zwecke auswendig gelernt hatte.

Sie verstand immer besser, welche Situationen für sie besonders belastend sind, und entwickelte nach und nach Strategien der Selbstfürsorge. Somit änderte sich im Laufe von einigen Monaten viel. Wenn es manchmal doch zu heftigen Krisen kam, so beschimpfte sie sich deshalb nicht mehr, sondern analysierte hinterher, warum sie sich so aufregte. Somit entwickelte sie immer mehr Verständnis für ihre eigenen Bedürfnisse und Empfindlichkeiten und konnte sich immer besser annehmen. Am besten war, dass sie in der Therapiegruppe eine ganze Reihe von anderen jungen Leuten kennengelernt hat, denen es genauso ging. Diese waren interessant, ehrlich und unterstützend. In der Gruppe ging der Therapieprozess ganz gut und hat manchmal sogar Spaß gemacht. Sie hat verstanden, dass sie selbst im Kern in Ordnung ist, aber eben – auf Grund ihrer Geschichte – manchmal zu intensiv reagiert.

Heilsamer Umgang mit Stress

Frau F. hat es geholfen, den Zusammenhang zwischen Gefühlen und Stresserleben herauszufinden und auch das Stresserleben in verschiedene Intensitätsgrade einzuteilen und zum Beispiel in einer Spannungskurve zwischen 0% und 100% einzustufen. Je nach Anspannungsgrad waren unterschiedliche Strategien sinnvoll. Bei maximalem Stress halfen ihr aktivere und körperorientierte Handlungen besser, bei niedrigerem Stressniveau hat sie gerne Achtsamkeitsübungen gemacht und gemalt.

Was tun bei Hochstress?

Bei Hochstress geht es vor allem darum, den Zustand zu überstehen, ohne sich oder anderen zu schaden. In den Hochstressphasen gibt es die Neigung, starke Aggressionen zu entwickeln, die entweder nach außen gerichtet werden und dann zu Wut, Streit und Konflikten führen. Sie können aber auch nach innen gerichtet werden und dann zu Selbsthass, selbstverletzendem Verhalten oder auch selbstschädigendem Verhalten im Sinne von Alkohol- und Drogenmissbrauch oder anderem autodestruktiven Verhalten führen. Bei Hochstress können Sie bestimmte Stressbewältigungsskills anwenden, um aus diesem Zustand herauszufinden. Folgende Empfehlungen haben Patienten unserer Klinik zusammengetragen. Es sind hilfreiche Möglichkeiten, sich abzulenken und die Spannung zu reduzieren:

Puzzeln – Computerspiele – lesen – ein Instrument spielen – Sport machen – flippern – bügeln – in die Waschmaschine, den mit Holz angefeuerten Ofen, aus dem Fenster, in den Himmel oder ein Aquarium schauen – auf eine Messe gehen – Mandala malen – Lieblingsklamotten anziehen – Tagebuch schreiben – etwas reparieren – in einen Vergnügungspark, ins Kino oder ins Theater gehen – schreiben (Brief, Postkarte ...) – etwas planen (Ausflug, besondere Stunde in der man sich nur Zeit für sich selbst nimmt) – basteln – malen – singen – etwas auswendig lernen – putzen – renovieren – kochen – Wäsche waschen – etwas dekorieren – mit einem Haustier spielen – Pro und Contra abwägen – eine beliebige Route auf dem Stadtplan einzeichnen und diese entlanglaufen – Kieselsteine in die Schuhe stecken und bewusst damit laufen – Kaleidoskop betrachten – Spielen mit: Murmeln, Erinnerungsfotos, Spieluhr, Igelball, Softball, Knetgummi, Comicfiguren aus Gummi, Kiefernzapfen, Rauschmuschel, Wäscheklammer, Walkman, Luftballons – rätseln – Krafttraining – Springseil springen – mit einem Handtuch auf Bett oder Sessel schlagen – in den Wald gehen und laut schreien – leichtes Lächeln (einfach mal lächeln, dadurch werden Glückshormone ausgeschüttet) – Gefühlsprotokoll anlegen – dem Gefühl entgegengesetzt handeln – Gedankenstoppübungen – Knoblauch pur essen – Kaugummi kauen – sich von jemandem drücken lassen – etwas Schweres tragen – in einem kalten See schwimmen – in die Sauna gehen – Eiswürfel kauen oder in der Hand fest umschlossen halten – Wechseldusche (mal heiß, mal kalt) – Duftkerzen anzünden – Schokolade oder Bonbons essen – Tiere streicheln.

Mittleres Stressniveau

Beim mittleren Stressniveau ist die Lage meistens nicht wirklich gut, aber die Stimmung und der Spannungszustand

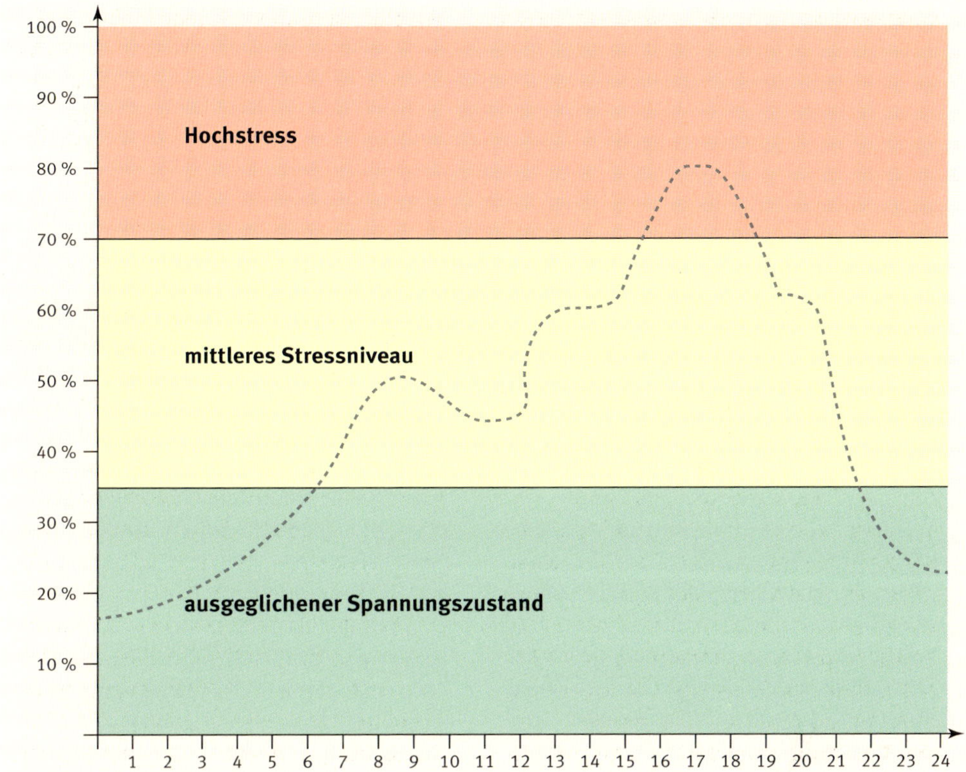

▲ Sie können diese Vorlage verwenden, um sich im Tagesverlauf immer wieder über Ihr momentanes Stressniveau klarzuwerden. Wo stehen Sie gerade? Was ist zu tun?

sind einigermaßen erträglich. In diesem Bereich, können Sie selbst entscheiden, wohin es gehen soll. Wenn Sie nichts machen, passiv bleiben und keine achtsame Verantwortung für das eigene Spannungsniveau oder die eigenen Gefühle übernehmen, können Sie recht schnell abrutschen, was in diesem Fall bedeuten kann, dass Sie in den Autopilot-Modus des negativen Denkens und der dysfunktionalen Überzeugungen rutschen. Hilfreicher wäre es bei mittlerem Stressniveau, aktiv etwas zu tun, was in Hochstressphasen in der Regel nicht klappt. Sie könnten zum Beispiel Freunde besuchen, mit anderen ins Kino gehen oder einen Spieleabend machen. Sprechen Sie mit anderen über die eigene Situation, vertrauen Sie sich an, knüpfen Sie bewusst Netzwerke, die Ihnen in schwierigen Situationen Halt geben und hilfreich sind. Wer keine Freunde oder nahestehenden Menschen hat oder wer sich sehr schwer damit tut, vertraute Menschen mit eigenen Problemen zu belasten, kann in eine Selbsthilfegruppe wie zum Beispiel Emotions Anonymus gehen. Eine gute Möglichkeit bei mittlerem Stressniveau ist auch, die Dinge zu tun, die nicht unbedingt Freude machen, die aber getan werden müssen, wie zum Beispiel Wohnung putzen, bügeln, Steuererklärung schreiben. In der Regel freut man sich, wenn lästige Pflichten geschafft sind, und damit verändert sich der »Geisteszustand« in Richtung Zufriedenheit.

Ausgeglichene Zustände nutzen

Wenn Sie sich ausgeglichen fühlen und aktuell keine unangenehmen Spannungen verspüren, können Sie erfreuliche und erfüllende Momente erleben. Es ist wichtig, diese bewusst wahrzunehmen und ein Depot an guten Erfahrungen anzulegen, damit ein Ausgleich und Gegengewicht zu den schwierigen Momenten geschaffen wird. In gewisser Weise sammeln Sie – wie Eichhörnchen im Herbst die Nüsse – einen Vorrat an guten Erfahrungen, damit Sie in schlechteren Zeiten – den kalten Wintertagen – etwas haben, wovon Sie zehren können. Achten Sie in diesen Zuständen sehr bewusst und sehr achtsam auf Ihre Wünsche und Bedürfnisse, das heißt pflegen Sie Ihre gesunden und funktionierenden Seiten. Sie könnten zum Beispiel Ihren Hobbys nachgehen, tanzen, Musik hören oder selber machen, Ausflüge unternehmen und vielleicht auch nähere Beziehungen zu anderen Menschen eingehen. Nutzen Sie solche ausgeglichenen Momente, um den Boden zu festigen und psychische Stabilität zu üben. In solchen Phasen können Sie formelle und informelle Achtsamkeitsübungen machen. Zu den informellen Achtsamkeitsübungen gehören: achtsames Sehen, achtsames Hören, achtsames Riechen, achtsames Schmecken und vielleicht auch achtsame Körperwahrnehmung. Nicht jeder kann es aushalten, sich ganz auf sein Körpererleben einzulassen. In Hochstressphasen ist das meist nicht möglich und auch nicht erforderlich. In Phasen relativer Ruhe können Sie aber an einer Stabilisierung der Basis arbeiten und die eigene Stresstoleranz erhöhen. Nun kann Meditation eingeübt oder der Bodyscan praktiziert werden (s. Seite 28).

Mit Krisen umgehen

Es ist nicht zu erwarten, dass das Leben eines Menschen mit einer Beeinträchtigung des Stresssystems oder der Regulation von Gefühlen immer in friedlichen Bahnen verlaufen wird. Es wird vermutlich immer mal »knallen«. Krisen gehören dazu. Wichtig ist, dass Sie lernen, das anzunehmen und nach einer Krise nochmals hinschauen und nachvollziehen, wie sich die Krise entwickelt hat.

Übung

Sich in Ruhe lassen

Stellen Sie sich vor, dass Sie mit jemand streiten. Sie schauen sich voller Wut an und jeder findet an dem anderen Dinge, die ihn stören: wie er aussieht, wie er spricht, was er sagt, wie er denkt. Sie nehmen dieses Gefühl von Anspannung und Wut wahr, das Sie in Streitsituationen kennen, das Sie auch kennen, wenn Sie im Streit mit sich selbst sind.
Vielleicht bemerken Sie auch, wie man sich in einem solchen Streit immer mehr verwickeln und verlieren kann, wie Sie immer aufgewühlter, unsachlicher und kränkender/gekränkter werden und wie Ihr Spannungspegel steigt und steigt.
Manchmal gelingt es aber zwei Menschen, die sich streiten, innezuhalten und zu erkennen, was sie gerade tun und wie sie sich verletzen. Sie erkennen, dass der Streit nicht weiterführt und keine Lösung bringen wird. Vielleicht sagen Sie sich in dieser Situation:
»Wir sollten uns jetzt einfach mal in Ruhe lassen.«
Sobald dies gesagt wird, kann man vielleicht merken, wie erschöpft, wie traurig und wie angespannt man von der Auseinandersetzung ist. Man kann vielleicht auch sehen, wie der Beziehungspartner jetzt aussieht, dass es ihm auch nicht gut geht. Wenn wir uns in Ruhe lassen können, können wir wieder klarer sehen und spüren. Dann kann ein Innehalten möglich werden, das eine andere Ebene mit sich bringt – dann kann ein wirkliches Gespräch möglich werden.

Sie können am nächsten Tag oder wenn wieder etwas Ruhe eingekehrt ist, versuchen zu verstehen, was eigentlich passiert ist. Nachdem etwas schiefgelaufen ist, ist es sehr sinnvoll, eine sogenannte Verhaltensanalyse zu machen, um zu verstehen, wie sich die Situation entwickelt und aufgeschaukelt hat. Dazu schauen Sie – im Rückblick – was die Auslösesituation für die Erregung war und wie sich die nachfolgenden Gefühle, Gedanken und Handlungen Schritt für Schritt daraus ergeben haben. Meist steht eine kleine Kränkung am Anfang einer Kaskade, die immer mehr Intensität und Erregung entwickelt und schließlich in einen Erregungssturm mündet, der nicht mehr zu bremsen ist. Es ist auch gut, sich darüber klarzuwerden, welche Handlungsalternativen bestanden hätten oder was man sich gewünscht hätte. Schließlich ist es eine gute Idee, sich ganz bewusst etwas Gutes zu gönnen und angenehme, selbstberuhigende Aktivitäten zu unternehmen. Sehr wichtig ist es, nicht in einen Kreislauf von Selbstanklage und Selbstbeschimpfung zu rutschen, sondern eine Krise zum Anlass zu nehmen, um sich noch besser zu verstehen und zu lernen, besser mit sich umzugehen und gerade dann – wenn es wirklich nötig ist – Mitgefühl mit sich Selbst zu entwickeln.

Typische Gedanken bei hoher Anspannung:

- Ich habe Angst und weiß nicht, wovor.
- Ich schäme mich und ekle mich vor mir selbst.
- Ich muss weg – weg von mir!
- Ich glaube, alle Leute schauen mich an!
- Ich kann mich nicht mehr konzentrieren.
- Ich möchte mich selbst bestrafen!
- Mein Herz schlägt mir bis zum Hals!
- Meine Arme und Beine zittern – ich habe sie nicht mehr unter Kontrolle.
- Ich ziehe die Schultern ein und mache mich klein.
- Ich spüre eine unerträgliche Anspannung im ganzen Körper.
- Ich »tigere« – möchte aktiv sein, um mich zu spüren.
- Ich fange an zu grübeln – Tunnelblick.
- Ich denke verstärkt »schwarz-weiß«.

Meine Skillskette

1. Situation verlassen
2. Chilischote
3. Liegestütze
4. Eisspray
5. Gehirnjogging
6. Musik hören

In meinem Notfallkoffer sind:

- Chilischote
- Eisspray
- Igelball/Stein
- Mentholbonbon
- Urlaubsfoto
- Brief
- Papier und Stift
- Musik-CD

meine Notfallkarte

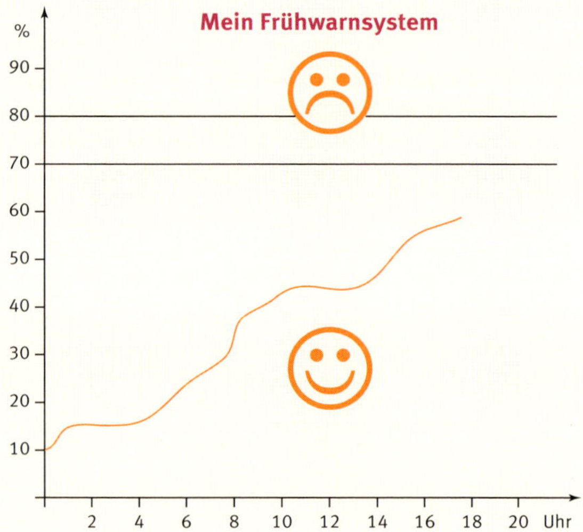

▲ Eine Patientin hat ihren »Notfallkoffer« zusammen mit ihrer Spannungskurve, ihrer Skillskette, die von Hochstress zu mittlerem Stress führt, und ihrer Verhaltensanalyse so zusammengefasst, dass alles auf die Rückseite einer Postkarte passt.

Einen »Notfallkoffer« anlegen

Es kann hilfreich für Sie sein, einen sogenannten »Notfallkoffer« anzulegen. Darin legen Sie vorsorglich, was Sie vielleicht in schwierigen Momenten brauchen können: die Lieblings-CD, das Bild eines geliebten Kindes, die Telefonnummer der Telefonseelsorge, ein Gedicht, einen angenehmen Duftstoff oder ein Kreuzworträtselbuch. Es ist eine Vorsorgemaßnahme, um im Notfall gleich etwas zur Hand zu haben, das hilft. Der »Koffer« kann groß wie ein Schuhkarton sein oder in eine Handtasche passen. Wichtig ist, dass darin persönlich wichtige Dinge sind, die im Krisenfall dazu beitragen, dass Sie sich nicht immer mehr hinein in Verzweiflung und Hoffnungslosigkeit drehen, sondern den Blick auf persönlich wertvolle und wichtige Dinge lenken.

Das Rad des Lebens

Das Rad des Lebens stellt in der buddhistischen Kultur die Kette des bedingten Entstehens dar. Es zeigt, wie Leben entsteht und vergeht und wie aus Absichten, Bedürfnissen und Handlungen Folgen entstehen, die wiederum Auswirkungen auf das weitere und künftige Leben haben.

In der Darstellung kommt die Überzeugung zum Ausdruck, dass alle unsere Handlungen Folgen haben. Wir sind dafür verantwortlich, wie wir fühlen, denken und handeln (Karma). Man kann das Rad des Lebens als die treibende Kraft in uns selbst verstehen, die uns antreibt, aktiv zu sein, zu handeln und am Leben aktiv teilzunehmen. Dabei sind wir alle ständig einer Folge von Ursachen und Wirkungen unterworfen. Unsere Tatabsichten und Handlungen zeitigen immer Folgen, für die wir die Verantwortung tragen.

Die inneren Kreise

Im Inneren des Lebensrades jagen sich ein Hahn, eine Schlange und ein Schwein. Sie symbolisieren: Gier, Hass und Verblendung. Sie gelten als die drei Wurzelgifte bzw. Geistesgifte, die im weiteren Sinne auch als Hindernisse verstanden werden können. Diesen werden im Zuge der buddhistischen Praxis Freigiebigkeit, Güte und Wissen entgegengesetzt, welche bewusst entwickelt werden können, um den Geistesgiften zu begegnen.

Die Wurzelgifte

- Der Hahn symbolisiert Gier (Prinzip der Anziehung).
- Die Schlange symbolisiert Hass (Prinzip der Abstoßung).
- Das Schwein symbolisiert Verblendung (Prinzip der Unwissenheit).

Die Wurzelgifte sind für das Übel verantwortlich. In den Vier Edlen Wahrheiten wurden sie auch als die Ursache für Leiden bezeichnet: Nämlich dem Leiden daran, etwas zu wollen, das man nicht bekommen kann, dem Leiden daran, mit etwas oder jemanden konfrontiert zu sein, das oder den man ablehnt, und der mangelnden Einsicht in die Tatsache, dass wir selbst durch unsere Bewertungen dieses Leiden verursachen.

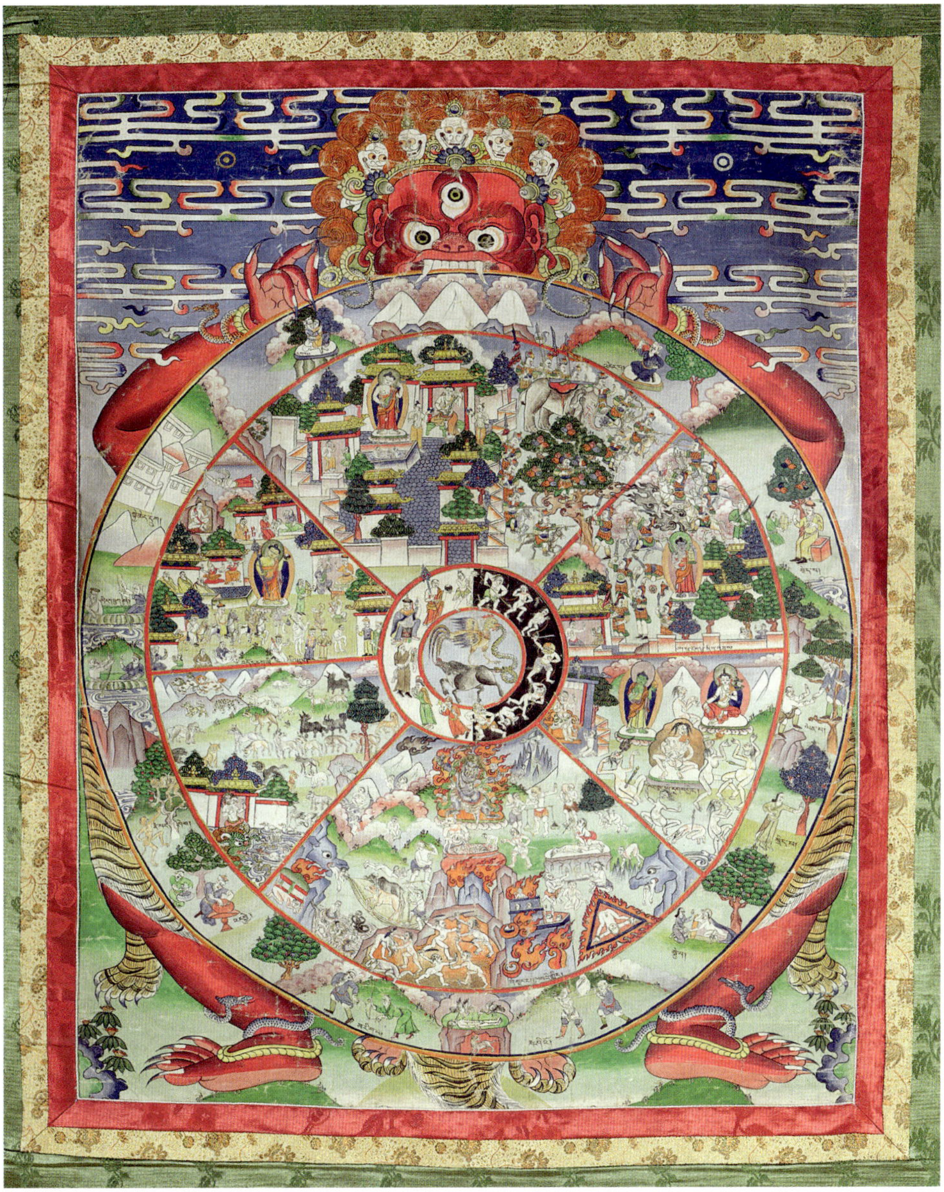

▲ Das Rad des Lebens stellt die Verkettung von Ursache und Wirkung aus buddhistischer Sicht dar.

Der zweite Kreis

Im zweiten Kreis wird in der rechten, dunklen Hälfte der Abstieg in die Hölle dargestellt, welche durch unheilvolle Taten erfolgt, und in der linken, hellen der Aufstieg in den Himmel vermittelt, welcher durch heilsame gute Taten gelingt. Jeder Mensch hat immer die Möglichkeit, sich zu entscheiden und zwischen guten und schlechten Strategien und Handlungen zu wählen.

Der dritte Kreis

Im dritten Kreis werden sechs Bereiche, Welten oder Existenzformen dargestellt, in denen die Wesen je nach der Qualität ihrer Taten und Tatabsichten wiedergeboren werden, nämlich der Bereich der Götter, der eifersüchtigen Götter, der Menschen, der Tiere, der hungrigen Geister und der Höllenwesen. Jeder wird in der Existenzform wiedergeboren, die er durch die selbst gelegten Ursachen verdient hat. In jedem der sechs Bereiche ist Veränderung aber möglich, kein Zustand muss endgültig bleiben. Jeder Bereich steht auch für eine psychische Qualität oder einen Geisteszustand, der das Erleben und Handeln bestimmt.

- **Götter (oben) – Stolz:** Den Göttern geht es gut; sie leben in angenehmen Umständen und leiden keinen Mangel. Ihr Problem ist die Vergänglichkeit. Sie wissen, dass ihr schönes Leben irgendwann vorbei sein wird, und sie sorgen sich, was kommen wird.
- **Halbgötter (links oben) – Eifersucht:** Auch den Halbgöttern geht es relativ gut, aber sie sind immer eifersüchtig auf das, was die Götter haben; und sie versuchen, diesen ihre Reichtümer abzujagen, somit sind sie nie zufrieden.
- **Menschen (rechts oben) – Begierde:** Menschen erleben von Geburt an Leid. Sie wissen um Krankheit, Alter und Tod und müssen sich damit auseinandersetzen. Sie sind zwischen Begehren und Abneigung heftig hin- und hergerissen. Ihr Vermögen ist, dass sie Verständnis und Mitgefühl entwickeln können.
- **Tiere (links unten) – Unwissenheit:** Tiere sind immer auf der Suche nach Futter und fühlen sich leicht bedroht. Sie haben keinen Verstand und keine Einsicht und sind von ihren Trieben und Instinkten gesteuert. Sie haben keine Freiheit, aus ihren Verhaltensmustern auszusteigen.
- **Hungergeister (rechts unten) – Gier und Geiz:** Die Hungergeister leiden unsäglich, da sie nie satt werden, nie genug bekommen und nie zufrieden sind. Sie haben einen riesigen Mund und dünnen Hals sowie einen Hungerbauch. Sie können durch ihre dünnen, verspannten Hälse keine Nahrung aufnehmen und bleiben somit hungrig.
- **Höllenbereiche (unten) – Zorn:** Im Höllenbereich erlebt man, dass alle anderen Feinde sind und dass es keine guten Beziehungen gibt. In der Hölle sind die Wesen einsam und ohne Hoffnung auf Veränderung.

Der äußere Kreis

Im Außenring des Lebensrades sind die verschiedenen Daseinsfaktoren dargestellt, die das Leben jedes Menschen bestimmen. Sie werden als zwölf Glieder einer Kette beschrieben, die den Menschen immer wieder hineinzieht in den Kreislauf von Geburt und Tod. Jedes der zwölf Glieder ist nicht alleinige Ursache, sondern eine von mehreren Bedingungen dafür, dass das nächste Glied entsteht.

Die Beschreibung der zwölf Stationen beginnt oben in der Mitte und geht im Uhrzeigersinn weiter. Die Bilder stammen aus dem buddhistischen Kulturraum, sie gelten aber auch für moderne Menschen aus dem Westen, die keinem Glauben folgen. Sie können die Bilder so verstehen, dass alle Taten Folgen nach sich ziehen, und nicht selten Folgen, an denen man schließlich leidet.

- Die Unwissenheit wird als blinde Greisin dargestellt, welche weder sich noch die Welt erkennt.
- Tatabsichten werden als ein Töpfer dargestellt, der Impulse zu Handlungen werden lässt, welche wiederum Folgen nach sich ziehen.
- Die Folgen der Tatabsichten finden Ausdruck in Gestalt eines Affen, der impulsgesteuert von Ast zu Ast schwingt.
- Name und persönliche Gestalt finden in der Individualität eines Menschen Ausdruck. Geist und Körper rudern das Boot zusammen.
- Die sechs Sinne werden als Haus mit sechs Fenstern vermittelt. (Der sechste Sinn ist der Geist.)
- Die Berührung der Sinne mit der äußeren Welt wird als Liebespaar dargestellt. Leidenschaften entwickeln sich und führen zu Begehren und Handlungen, welche das Rad des Lebens weiter drehen.
- Empfindungen positiver oder negativer Art folgen aus dieser Berührung und führen zur Bewertung und Aufteilung der Welt in gut und schlecht. Damit wird die Welt nicht mehr umfassend oder neutral wahrgenommen, sondern durch die Brille der eigenen Vorstellung. Dies wird mit einem Mann mit einem Pfeil im Auge dargestellt.
- Begehren nach dem Erwünschten und Abneigung gegen das Unerwünschte entsteht. Dieser Geisteszustand der Begierde wird durch einen Mann dargestellt, der eine Kanne Bier gereicht bekommt.
- Ergreifen und Identifizieren mit den gewählten Aspekten erfolgt und erzeugt eine intensive Verbindung, welche durch einen Mann dargestellt wird, der eine Frucht pflückt.
- Werden von Leben wird durch ein Paar im Liebesakt bzw. eine schwangere Frau dargestellt.
- Die Geburt eines Kindes im 11. Bild symbolisiert die Wiedergeburt aber auch die Illusion, dass man als Mensch isoliert und ohne Verbindung zur Mit- und Umwelt leben kann.

- Leid, Zerfall und Tod werden schließlich im letzten Bild vermittelt und zeigen einen Leichenträger, der einen Körper zur Bestattungsstätte trägt. Dies ist unser aller Schicksal.

In den folgenden Kapiteln werden wir am Beispiel der klinischen Symptome von Abhängigkeit und Sucht, von Angst und Vermeidung sowie von Selbstwertproblemen die Ursachen von Leid bzw. die Wurzeln des Unglücks genauer betrachten. Wieder wird ein Bogen von der klinischen Symptomatik zur buddhistischen Lehre von der Entstehung und Überwindung vom Leiden geschlagen. Wenngleich es im buddhistischen Kontext keine Diagnosesysteme gibt, wie wir sie im westlichen medizinischen System verwenden, so finden wir auch dort sehr wertvolle Ansätze, die auch für moderne Menschen in einer westlichen Gesellschaft hilfreich und unterstützend sein können. Die sogenannten Geistesgifte, die im Zentrum des Lebensrads wirken, wirken auch in uns. So können wir das Phänomen der Gier am Beispiel süchtiger Impulse verstehen, das Geistesgift der Ablehnung können wir dem psychischen Problem der Angst und Vermeidung zuordnen, und schließlich kann das Geistesgift der Unwissenheit in Bezug auf sich selbst zu Symptomen wie Egozentrik, Entfremdung und Leiden an sich selbst führt.

Achtsamer Umgang mit Suchtimpulsen

»Lord, protect me from what I want.« (Pablo Picasso)

In Deutschland gelten 2,5 Millionen Menschen als alkoholkrank. Daneben gibt es einen ausgeprägten Alkoholmissbrauch, der in unserer permissiven Kultur lange toleriert wird. Nikotinabhängigkeit, Drogensucht, Computersucht, Sexsucht, Kaufsucht ... die Liste ist lang und kann um viele weitere stoffliche und nicht stoffliche Suchtmittel ergänzt werden. Im Grunde beruht unser Gesellschaftssystem auf dem Prinzip Wachstum und Gier. Es wird erwartet, dass wir ständig mehr haben wollen, mehr kaufen und nie zufrieden sind. Somit geht das Phänomen Gier und gierige Impulse alle an.

Der klinische Blick auf die Sucht

Sucht entsteht, wenn ein bestimmter Geisteszustand, wie zum Beispiel Entspannung oder Anregung, durch stoffliche oder nicht stoffliche Stimuli erzeugt wird. Es ist dieser erstrebte Geisteszustand, nach dem sich ein Bedürfnis entwickelt und das man meist durch ein Mehr des jeweiligen Stoffs oder Suchtmittels befriedigen muss. Dabei entsteht oft ein sehr starkes, willentlich kaum beherrschbares Verlangen (Craving), das äußerst unangenehm ist und den Abhängigen – oft ohne Rücksicht auf Verluste – dazu treibt, sein Suchtbedürfnis zu befriedigen.

Es gibt Stoffe, die schnell eine Sucht auslösen können (zum Beispiel Heroin, Crack). Hier liegt also in der Substanz selbst eine große Gefahr. Andere potenzielle Suchtmittel, wie zum Beispiel Alkohol, werden hingegen in unserer Gesellschaft als Genussmittel betrachtet, und die Mehrzahl der Menschen entwickelt kein Suchtverhalten. Neben der Substanz spielt somit die eigene Bedürftigkeit, die Fähigkeit zum Maßhalten und zur Kontrolle eine wichtige Rolle. Im süchtigen Modus wird die jeweilige Substanz in der Regel nicht genussvoll eingenommen, sondern gierig, schnell und mit der Absicht, sich zu betäuben.

Das Regelsystem des Gehirns gewöhnt sich an die substanzgesteuerte Gefühls- und Spannungsregulierung und verlässt sich darauf. Ein sogenanntes Suchtgedächtnis entsteht: Wenn der Spiegel des Suchtmittels sinkt, signalisiert es, dass es den Stoff wieder braucht, um in einen entspannten inneren Zustand zu gelangen. Entspannung wird ohne das Suchtmittel immer schwieriger und somit braucht der Körper bzw. das Gehirn immer mehr des Stoffs. Bei echter Sucht treten Entzugserscheinungen auf, wenn dieser gewohnte Mechanismus unterbrochen wird.

Bei fortgeschrittenen Suchterkrankungen wird das Bedürfnis nach der Wirkung des Suchtmittels immer stärker im Mittelpunkt des Wollens stehen. Schließlich überlagert es andere Bedürfnisse, soziale Rücksichten und moralische Regeln und zieht damit oft einen Abbau der persönlichen Differenziertheit und der gesellschaftlichen Verantwortung nach sich.

Wie entstehen süchtige Impulse?

Nicht wenige Menschen haben ein tief sitzendes Gefühl, schon in der Kindheit nicht ausreichend angenommen worden zu sein und nicht richtig verstanden worden zu sein. Dieses grundlegende Gefühl von Mangel oder Zweifel an sich selbst, kann einen unter Umständen das ganze Leben begleiten. Oft führt es dazu, dass man in zwischenmenschlichen Beziehungen unsicher oder widersprüchlich ist.

Manchmal geht ein solches Erleben mit einem Gefühl innerer Leere und tiefer Bedürftigkeit einher. Dies kann dazu führen, dass man dieses innere Loch irgendwie füllt, zum Beispiel mit wahllosen Beziehungen, Alkohol, Drogen, Essen, Computerspielen oder einem blinden Aktionismus, der verhindern soll, dass man spürt, wie schlecht man sich fühlt.

Neben den klassischen Suchtmitteln wie Alkohol, Zigaretten, Drogen und übermäßigem Essen gibt es natürlich auch andere Formen der Sucht, wie zum Beispiel Glücksspiel, Sexsucht, der psychischen Abhängigkeit von (einem) anderen Menschen. Auch Handlungen, die darauf abzielen, bestimmte Zustände von Erregung oder Dämpfung zu erzielen, zum Beispiel Risikosport oder selbstverletzendes Verhalten, können im weiteren Sinne süchtig machen.

Die genannten Mittel oder Tätigkeiten führen anfangs oft zu einer Steigerung von Wohlbefinden und Euphorie, die dadurch erklärt werden kann, dass im Gehirn bestimmte Botenstoffe freigesetzt werden (zum Beispiel Serotonin, Dopamin, Adrenalin, Endorphine). Wenn eine Gewöhnung an diese Zustände eintritt, braucht es in der Regel stärkere und häufigere Reize, um weitere ähnliche Zustände von gesteigerter Erregung und Euphorie zu erleben. Die Folge ist die Steigerung der jeweiligen Dosierungen. Kann man die Dosis nicht steigern, drohen Entzugsphänomene, die mit Gereiztheit, Unruhe, Aggression und vegetativen Reaktionen verbunden sind.

Gier als existenzielle Grunderfahrung

Vorab wieder ein Gleichnis: Ein alter Rabbi stand am Straßenrand und beobachtete, wie ein Reiter auf einem Pferd in rasender Geschwindigkeit vorbeigaloppierte. Er rief dem Reiter zu: »Wohin des Wegs, guter Mann?« Dieser antwortete: »Keine Ahnung, fragen Sie das Pferd!«

Oft geht es uns genauso. Wir fühlen uns von unseren Impulsen und Spannungszuständen gehetzt und gejagt. Diese diktieren unser Handeln und wir kommen mitunter nicht einmal dazu, uns dessen bewusst zu sein. Wir sind nicht selten Reiter, die ihr Pferd nicht kennen, nicht steuern und lenken können und die die Zügel nicht in der Hand haben.

Viele psychische Störungen haben ihre Ursache in Verlangen und Begehren. Liebeskummer kommt oft daher, dass man jemanden liebt, der dieses Gefühl von Verlangen und Begehren nicht erwidert. Eifersucht und tiefe Verzweiflung können aus dem Gefühl, betrogen oder verraten worden zu sein, entstehen und sogar zu Mord und Totschlag führen. Es sind also heftige Leidenschaften, die durch Verlangen und Begehren in Gang gesetzt werden, und es erfordert manche Navigationskenntnisse, um den Strom der Leidenschaften unbeschadet zu befahren.

Jeder Mensch kennt gierige Impulse, die ihn dazu treiben, impulsgesteuert nach etwas zu suchen, das die aktuelle Situation angenehmer gestaltet. Dies kann Schokolade, ein Bier, ein viel zu fettes Mahl oder eine ausgedehnte Shoppingtour sein, bei der Artikel gekauft werden, die nicht wirklich nötig sind. Gier und Verlangen sind aber auch existenzielle Grunderfahrungen, die uns – im guten Sinne – dazu bringen, etwas anzustreben und uns für etwas einzusetzen. Das kann eine Liebesbeziehung, eine erstrebte berufliche oder soziale Position oder ein Besitz sein, der uns wichtig ist.

Das Bedürfnis, bestimmte Dinge oder auch soziale Aspekte wie Anerkennung, Respekt, Wertschätzung zu erfahren, ist menschlich und sinnvoll. Aus der Sehnsucht nach einer bestimmten Sache folgt aber nicht zwangsläufig, dass man sie auch erhält. Die Gefahr liegt also darin, dass aus dem legitimen Streben nach Glück ein vermeintlicher Anspruch auf dieses Glück abgeleitet wird und Enttäuschung, Empörung und im weitesten Sinne Leiden entsteht.

Eine spezifisch gierige oder süchtige Form des Unglücklichwerdens liegt darin, dass man an dem ersehnten Objekt oder dem angenehmen inneren Zustand »anhaftet«. Man will die Wechselhaftigkeit des Erlebens und das gelegentliche Auftreten von belastenden und verdrießlichen Situationen nicht zulassen. Der süchtige Typus kann also Frustration, Entbehrung oder Enttäuschung schlecht zulassen und muss seinen Anspruch auf ständige Befriedigung und gute Laune oft teuer bezahlen.

Das Bedürfnis, bestimmte Dinge oder auch soziale Aspekte wie Anerkennung, Respekt, Wertschätzung zu erfahren, ist menschlich und sinnvoll. Aus der Sehnsucht nach einer bestimmten Sache folgt aber nicht zwangsläufig, dass man sie auch erhält.

Suchtstörungen erkennen und behandeln

Wenn Sie erkennen, dass Sie von bestimmten Stoffen oder gegebenenfalls auch Handlungen abhängig geworden sind, so ist die Vorstellung bei einem Fachmann wie zum Beispiel einem Psychiater oder Psychosomatiker bzw. Psychologen oder Berater in einer Suchtberatungsstelle dringend anzuraten.

Bei vielen stoffgebundenen Süchten ist zunächst eine Entzugsbehandlung erforderlich. Daran schließt sich in der Regel eine Behandlung zur Langzeitentwöhnung an. Doch der erste Schritt ist immer das Eingeständnis, dass man süchtig nach einem Stoff ist und allein nicht davon loskommt. Bei Verhaltenssüchten, wie zum Beispiel Computerspielsucht oder Spielsucht, muss gleichfalls ein Entschluss gefasst werden, von dem Suchtmittel wegzuwollen und sich seine Abhängigkeit einzugestehen.

Diese »Kapitulation« vor der Sucht und ihrer Macht ist ein entscheidender Schritt zur Überwindung der Abhängigkeit. Erst diese Kapitulation ermöglicht eine Position außerhalb des gierigen oder süchtigen Erlebens.

Nur so können Sie sich selbst gegenüber eine verständnisvolle und zugewandte Haltung entwickeln und erkennen, dass Sie (auch) ein verlangender und süchtiger Mensch sind, der Hilfe braucht. Wenn Sie

Das Bedürfnis, bestimmte Dinge zu erhalten oder Wertschätzung zu erfahren, ist menschlich und sinnvoll. Das Streben nach Glück ist legitim, aber wir haben keinen Anspruch darauf.

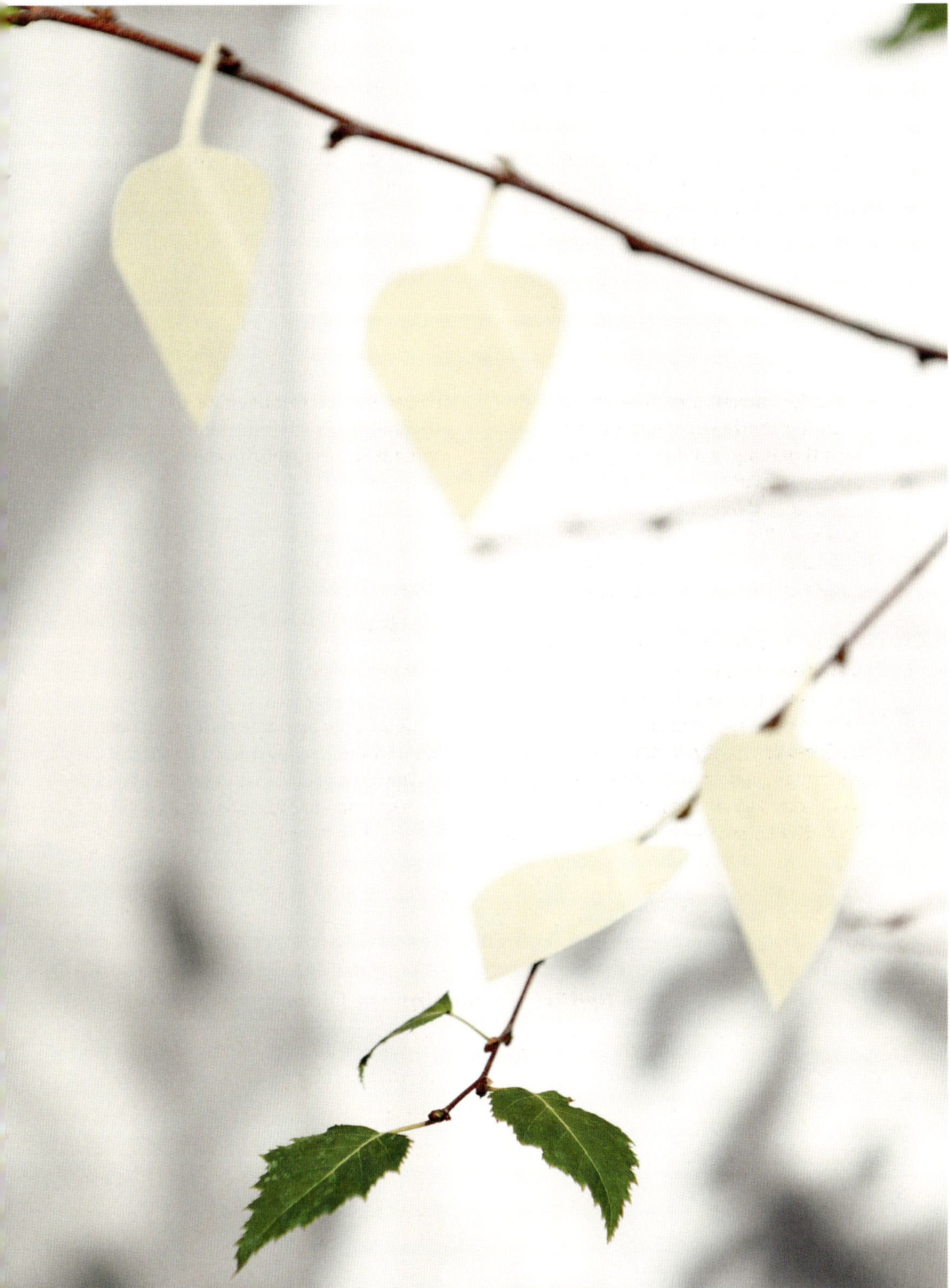

lange Raubbau mit Ihrem Körper getrieben haben, bestehen möglicherweise noch zusätzliche körperliche oder psychische Erkrankungen, die natürlich auch behandelt werden müssen.

In Deutschland gibt es ein gut ausgebautes Netz von Therapiemöglichkeiten bei Suchterkrankungen. Es gibt ambulante Suchtberatungsstellen für verschiedene Suchtformen. Eine qualifizierte Behandlung umfasst in der Regel zunächst die stationäre körperliche Entgiftung, danach erfolgt eine Langzeittherapie, welche die Entwöhnung und das Einüben neuer Verhaltensmustern zum Ziel hat. Dieser Langzeittherapie schließt sich eine weiterführende ambulante Therapie in Gruppen mit anderen Betroffenen an, die sich gegenseitig unterstützen und auf dem weiterführenden Weg ohne Suchtstoffe begleiten. Die Behandlungserfolge sind beträchtlich, allerdings braucht es die aktive und engagierte Mitarbeit der Betroffenen.

Enrico V., ein 34-jähriger, geschiedener Trockenbauer

» Gegen die Unruhe hilft nur Alkohol

»Ich gehe abends meist in meine Stammkneipe, um unter Leute zu kommen und meiner ungeliebten 2-Zimmer-Wohnung zu entkommen. Dann trinke ich ein paar Bier mit Korn und quatsche ein bisschen. Mit meinen Kumpels dort komme ich gut klar. Frauen traue ich nicht mehr über den Weg nach dem Desaster mit meiner Ex. Ich war 23, als wir heirateten. Meine Frau war eine echte Schönheit, allerdings auch extrem anspruchsvoll. Als einfacher Handwerker war ich ihr nicht gut genug. Unsere Ehe hielt nur vier Jahre. Mein Sohn will leider auch nicht mehr viel von mir wissen. Er lebt zusammen mit meiner Ex-Frau in dem Einfamilienhaus, das eigentlich unser gemeinsames Heim sein sollte.
Meine Kindheit war eigentlich normal. Ja, ich wurde oft geschlagen, und eigentlich haben sich meine Eltern auch nur wenig um mich gekümmert, aber ich hatte immer, was ich brauchte. Ich will mich nicht beklagen. Meine beste Zeit hatte ich nach Abschluss meiner Lehre als Zeitsoldat bei der Bundeswehr. Da gab es wirklich Kameradschaft und Solidarität. Mit meinen Kollegen auf Montage und wenn ich arbeite, komme ich schon ganz gut klar.
Schlimm sind die Wochenenden. Sobald ich allein in meiner Wohnung hocke, drehe ich fast durch. Fernsehen lenkt etwas ab; ich erledige auch den Haushalt ordentlich. Aber wenn nichts mehr zu tun ist, dann brodelt es in mir; da kommen rasende Unruhe, Wut und Racheimpulse hoch. Dagegen hilft nur Alkohol. Einfach Stille und Ruhe genießen, wie andere das erzählen, kann ich nicht. Das halte ich nicht aus.«

Die Sucht anerkennen

Herr V. hat den Mut gehabt, den ersten Schritt zu tun und anzuerkennen, dass er auf einer schiefen Ebene ist, die in eine chronische Suchtstörung münden kann.

Das Eingeständnis, dass man selbst nicht mehr Herr der eigenen Willensimpulse ist und dass man von anderen Kräften, wie zum Beispiel Suchtdruck – »Craving« genannt – gesteuert wird, ist eine große Leistung.

Viele Menschen mit Suchtproblemen machen sich vor, dass sie alles im Griff haben, kontrolliert trinken oder konsumieren können und verleugnen die psychische und organische Abhängigkeit von dem Suchtmittel. Das Anerkennen eigener Grenzen und insbesondere das Anerkennen, dass man sich selbst nicht mehr unter Kontrolle hat, sind oft mit Scham und dem Gefühl der Demütigung verbunden, da jeder Mensch seine eigene Selbstbestimmung schätzt.

Die Kapitulation vor der Sucht und die Anerkenntnis von Hilfebedürftigkeit eröffnet aber einen neuen Horizont und kann zur Erfahrung führen, dass man unterstützt, verstanden und gemocht wird. Manche Patienten beschreiben, dass sie jahrelang alleine klarkommen und niemanden zur Last fallen wollten. Als aber nichts mehr ging und ein Klinikaufenthalt nicht mehr zu vermeiden war, haben sie das Aufgeben der Selbstbestimmung auch als Erleichterung erlebt. Sie konnten endlich über ihre Probleme reden und Verbundenheit mit anderen erleben, die in einer ähnlichen Situation waren. Sie konnten auch die Erfahrung machen, dass eine Veränderung der äußeren Situation eine Veränderung des eigenen Erlebens und Verhaltens nach sich ziehen kann.

Enrico V.

» So fit und zufrieden wie jetzt war ich schon lange nicht mehr

»Der körperliche Entzug in der psychiatrischen Klinik war ein ziemlicher Schock für mich, weil ich dort andere kennengelernt habe, die tief in der Sucht steckten und schon ziemlich fertig wirkten. So will ich auf keinen Fall enden. Die Gespräche mit meinen Ärzten und Psychologen haben mich aber überzeugt, dass eine Langzeittherapie gut für mich ist. In der Langzeittherapie ging es mir dann wirklich ziemlich gut. Alle waren sehr verständnisvoll und haben mich unterstützt. Irgendwann habe ich dann auch tatsächlich von meinen Ärger und Kummer erzählt – Ich hätte nicht gedacht, dass mir das so guttut.
Ich habe während der Therapie auch Sport gemacht, zum Beispiel Krafttraining. Es gab sogar eine Holzwerkstatt. Da habe ich mich lange und gern beschäftigt

und einen Schreibtisch für meinen Sohn gebaut. Der hat sich richtig gefreut, das habe ich gemerkt! Wir haben vereinbart, dass wir uns künftig wieder häufiger sehen wollen und dann auch was zusammen machen wollen. Vielleicht bauen wir zusammen ein Modellflugzeug.
Nach der Langzeittherapie konnte ich zu meiner alten Arbeitsstelle zurückkehren. Ich muss sehr aufpassen, dass ich nicht wieder in die alten Gewohnheiten rutschte. Aber meine Kollegen wissen Bescheid und unterstützten mich. Ich treffe mich auch immer noch mit einigen Leuten von der Langzeittherapie, mit denen kann ich ganz offen reden. Ich glaube, dass meine Prognose nicht schlecht ist. Das sagen auch meine Therapeuten. Ich werde die künftigen Nachsorgetermine in der ambulanten Suchthilfe besuchen und weiter am Ball bleiben. So fit und zufrieden wie jetzt war ich schon seit Jahren nicht mehr.«

Sucht auch als spirituelle Suche verstehen

In manchen suchttherapeutischen Einrichtungen und Selbsthilfegruppen wird ganz bewusst eine spirituelle Ebene einbezogen. Es wird dabei eine radikale Bestandsaufnahme des eigenen Verhaltens vorgenommen und die Schwierigkeit, mit dem eigenen Wollen, der eigenen Kraft, der eigenen Fähigkeit aus der Sucht herauszukommen, deutlich anerkannt. Beispielsweise wird im sogenannten 12-Schritte-Programm eingestanden, dass die Sucht stärker ist als der eigene Wille und dass man Hilfe braucht, da man mit den eigenen Strategien an einer Grenze angelangt ist.

Nicht wenige Suchtpatienten können mit einer Übungspraxis viel anfangen, welche die Ich-Grenzen überschreitet und welche eine Verbindung mit einer transzendentalen Instanz ermöglicht. Es ist dabei nicht so wichtig, ob diese Erfahrung im Gebet, im Naturerleben oder in der Meditation gemacht werden kann. Ein wichtiger Schritt dabei ist aber die Anerkenntnis, dass man als Individuum Grenzen hat und diese Grenzen haben darf. Kein Mensch ist im wirklichen Leben so unabhängig, potent und großartig, wie in seinen Träumen. Das Zulassen von Unzulänglichkeit und die Anerkenntnis, dass man nicht alles im Griff hat, kann aber eine Öffnung zu anderen Erfahrungszuständen erlauben, die offener und verbundener sind und Kontakt ermöglichen.

Das Anerkenntnis, dass man kein isoliertes Einzelwesen ist, sondern verbunden mit der Mit- und Umwelt ist und vielleicht sogar mit einer göttlichen Instanz (wie immer man diese erlebt), kann spirituelle Erfahrungen ermöglichen, die hilfreich und heilsam sind. Diese Erfahrung lässt sich nicht erzwingen oder mit rationalen Mitteln beschreiben, es ist aber eine Erfahrung, die viele Patienten kennen, denen es gelang, von ihrer Sucht loszukommen. Der Heilungsweg kann somit in einem gewissen »Loslassen des Ichs« und damit der Quelle von Gier, Anspannung und Leiden bestehen.

Nicht wenige Menschen haben Vorbehalte gegen spirituelle Erfahrungen, da sie befürchten, in gewisse religiöse Kreise eingebunden zu werden oder in esoterischen Gruppen mitmachen zu sollen. Man kann aber auch ohne religiösen Kontext Zugang zu diesem inneren Zustand finden. Man kann auch alleine, zum Beispiel in der Natur, beim Hören von Musik und bei der Meditation entsprechende Erfahrungen machen. Diese sind in der Regel durch eine größere innere Ruhe und Freiheit von den drängenden Impulsen des Egos gekennzeichnet. Bei Suchtpatienten entsteht ein gewisser Abstand zu Suchtdruck und Gier.

Es muss an dieser Stelle noch einmal darauf hingewiesen werden, dass der Zustand der inneren Achtsamkeit und Offenheit jedem zugänglich ist – auch Atheisten und Skeptikern. Es ist ein innerer Zustand, der in unserem Gehirn entsteht und der auch wissenschaftlich erforschbar ist.

Achtsamer Umgang mit süchtigen Impulsen

Im Buddhismus werden Bedürftigkeit und Verlangen, welche die Grundlagen von Abhängigkeitsentwicklungen sind, mit den »hungrigen Geistern« symbolisiert. Dies sind Wesen, die furchtbar Hunger haben. Hunger nach Nahrung, Hunger nach Zuwendung, Hunger nach Glück oder auch Hunger nach Anerkennung und Bestätigung. Sie wandern umher und suchen verzweifelt danach, dass sie gesättigt und befriedigt werden. Sie haben große, weit aufgerissene Mäuler und dünne, nach vorne gereckte Hälse, mit denen sie sich hierhin und dorthin wenden, in der Hoffnung, endlich das Ersehnte zu erblicken und zu bekommen. Ihre Bäuche sind vor Hunger aufgetrieben und gebläht. Es geht ihnen wirklich schlecht. Das Problem bei den hungrigen Geistern ist aber, dass sie vor lauter Gier und Anspannung ihre dünnen Hälse immer mehr verkrampfen, sodass sie, wenn sie das Ersehnte tatsächlich erhalten – die Speisen oder die Zuwendung – diese nicht annehmen oder aufnehmen können. Vor lauter Gier und Verspannung können sie nicht schlucken und bleiben somit immer hungrig und unbefriedigt.

Um aus der Getriebenheit des süchtigen Verlangens auszusteigen, ist es erforderlich, sich die Unruhe, die Orientierungslosigkeit und das Ausgeliefertsein an diese Impulse anzuschauen. Es ist erforderlich, etwas Distanz aufzubauen und zu verstehen, was es ist, das einen so heftig antreibt.

So lernen Patienten beispielsweise, die Welle der Gier wahrzunehmen und zu beobachten, wie diese immer größer und mächtiger wird und sie schier zu überrollen droht. Sie können aber auch beobachten, wie die Welle der Gier wieder abebbt, kleiner wird und schließlich ausrollt. Es geht also darum, das Craving, den Suchtdruck, zu beobachten, wahrzunehmen und auszuhalten. Sie spüren das Aufsteigen des Verlangens, den Gipfelpunkt des Verlangens und schließlich auch das Nachlassen des Verlangens. Denn tatsächlich ist es so, dass selbst so etwas Mächtiges wie Craving auch wieder vergeht, ohne dass man dem Suchtdruck nachgegeben hätte. Doch die Gier und die Anspannung zu »betrachten« und auszuhalten ist nicht einfach. Es ist wichtig, dass man das in Therapiegruppen übt und sich praktisch dabei unterstützt, nicht wieder in alte Muster zurückzurutschen.

Heilsamer Umgang mit süchtigen Impulsen

Erkennen Sie, welche Bedürfnisse, Wünsche und eigentliche Sehnsüchte hinter dem Verlangen stehen. Beobachten Sie, welche Auslöser Suchtdruck machen, und gehen Sie damit klug und weise um. Zum Beispiel ist es sinnvoll, einen Bogen um die Stammkneipe zu machen und auch keine Vorräte des Suchtmittels zu Hause zu haben. Lernen Sie die körperlichen Anzeichen von Gier und Verlangen besser kennen und kümmern Sie sich um sich selbst. Beobachten Sie auch, wie Sie denken (zum Beispiel negativ, selbstabwertend oder resignativ) und welche Gefühle immer wieder auftauchen (Scham, Traurigkeit und Wut). Lernen Sie, sich das zu geben, was das bedürftige »innere Kind« wirklich braucht, und speisen Sie sich nicht mit billigen Ersatzbefriedigungen ab.

Wenn die Hintergründe der Sucht und die Auslöser von Suchtdruck identifiziert sind, ist es wichtig, sie entweder aus dem Leben zu entfernen oder Strategien zu erlernen, um mit ihnen umzugehen. Dazu braucht es Unterstützung von Familie und Freunden. Darüber hinaus ist es notwendig, dass Sie den Umgang mit dem Suchtdruck, dem Craving, erlernen. Dieses Gefühl kann man, wie gerade beschrieben, mit einer mächtigen Welle oder auch einem heftigen Sturm vergleichen. Es ist ein heftiges Verlangen, das aufbraust, eine Weile anhält, dann aber auch von allein wieder abebbt. So wie sich jeder Sturm von allein wieder legt. Die Aufgabe von Menschen mit Suchtimpulsen ist es, diesem Sturm zu trotzen und sich inmitten der heftigen Gefühle achtsam wahrzunehmen und standhaft zu bleiben.

Übung

Dem Sturm trotzen

Wenn ein Sturm aufkommt, bleibt er eine Zeitlang und zieht dann wieder ab. Gefühle verhalten sich ebenso – sie kommen, bleiben für eine gewisse Zeit und gehen dann wieder. Ein Gefühl ist nichts weiter als ein Gefühl, es bringt uns nicht um. Es braucht aber Kampfgeist, Kraft und Techniken, um bestmöglich mit einem süchtigen und gierigen Gefühl umzugehen.
Wenn ein emotionaler Sturm, wie zum Beispiel heftiges Verlangen auftaucht, dann begeben Sie sich in den Meditationssitz oder setzen Sie sich gerade auf einen Stuhl. Als Nächstes konzentrieren Sie sich auf Ihren Bauch bzw. die Region um den Nabel. Der Kopf ist wie ein Baumwipfel inmitten eines Sturms – hier sollte man nun besser nicht verweilen. Lenken Sie stattdessen Ihre Konzentration nach unten in den Bereich, der Stabilität, Verankerung und Sicherheit ermöglicht. Achten Sie auf Ihre Atmung, das Heben und das Senken des Bauches und auf den Atemstrom.
Beim Einatmen konzentrieren Sie sich auf den Atem, beim Ausatmen lassen Sie die Anspannung immer mehr los.
Beobachten Sie, während Sie die Konzentration auf den Bauch und die Atmung beibehalten, wie die Impulswelle der Gier auf Sie zurollt. Nehmen Sie wahr, wie sie immer größer wird und Sie herausfordert. Spüren Sie, wie Sie dieser Welle standhalten und etwas entgegensetzen können.
Nehmen Sie nun wahr, wenn die Welle bricht und an Intensität nachlässt. Spüren Sie, wie das Nachlassen der Gier sich im Köper anfühlt. Vielleicht nehmen Sie ein Nachlassen der Spannung wahr.
Wenn die Welle abebbt, dann anerkennen Sie, dass Sie in der Lage waren, ihr standzuhalten, und dass Sie das wieder schaffen werden.

Achtsamer Umgang mit Angst

Nun wollen wir einen Aspekt des zweiten Geistesgiftes »Hass« behandeln. Hass wird im Rad des Lebens durch die Schlange symbolisiert. Vielleicht wundert es Sie etwas, warum Angst dem Hass zugeordnet wird.

Es wird verständlicher, wenn man sich klarmacht, dass hier ganz allgemein das Prinzip der Abstoßung und Abwehr gemeint ist. Wir können auf Personen oder bestimmte Bereiche der Realität, die wir abwehren wollen, mit Hass oder auch mit Angst reagieren. Beides ist aber ein Ausdruck des Widerstands und der Nicht-Akzeptanz. Ähnliche Phänomene finden wir auch bei anderen Störungen wie zum Beispiel psychogenem Schmerz, belastenden Lebensereignissen, die nicht verarbeitet werden können, oder Zumutungen des Lebens, mit welchen man nicht einverstanden ist und gegen die man sich vergebens wehrt.

Der klinische Blick auf die Angst

Jeder Mensch kennt Angst und hat schon verschiedene Arten von Angstzuständen kennengelernt. Angst ist ein wichtiges und hilfreiches emotionales Signal, das uns vor Gefahr und Bedrohung schützt. Von dieser gesunden und normalen Angst ist die Angststörung zu unterscheiden, die krankheitswertig ist und behandelt werden sollte. Allen Angststörungen ist gemeinsam, dass die Betroffenen übermäßig starke Ängste haben vor Dingen, vor denen Menschen ohne Angststörung keine oder in weit geringerem Maß Angst oder Furcht empfinden. Dabei erkennen die Betroffenen eventuell zeitweise, dass ihre Angst übermäßig oder unbegründet ist. Somit ist die Unangemessenheit der Reaktion auf eine – vermeintliche – Bedrohung ein wichtiges Unterscheidungskriterium zur »normalen und gesunden Angst«. Ein weiterer Faktor ist die besonders starke Intensität und Heftigkeit der Reaktion auf einen angstauslösenden Reiz. Weitere Aspekte sind das Fortbestehen der Angst und der Erregbarkeit auch nachdem die Angstquelle nicht mehr vorhanden ist. Diese übermäßige Erregbarkeit kann körperliche Begleitreaktionen wie zum Beispiel Herzrasen, Schwindel, Luftnot nach sich ziehen, die ihrerseits das Gefühl der Bedrohung verstärken und noch mehr Angst machen.

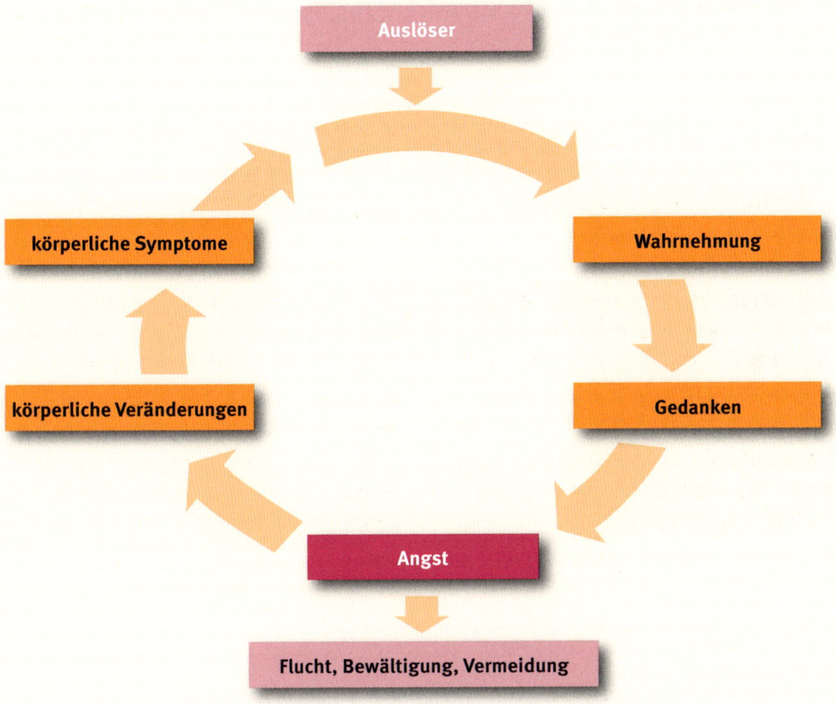

▲ Die Abbildung soll verdeutlichen, dass bei Angst sehr schnell ein sich selbst verstärkender Kreislauf entsteht kann.

Da sich Menschen mit Angststörungen oft sehr hilflos fühlen und sich kaum in der Lage sehen, ihre Angst zu ertragen, entwickeln sich nicht selten Folgestörungen, die nicht unproblematisch sind. Viele Angstpatienten glauben, dass sie ohne Beruhigungstabletten oder bestimmte Hausmittel, die sie sich selbst verordnen, nicht zurechtkommen können. So entstehen mitunter Abhängigkeiten von Mitteln, die nicht verschreibungspflichtig sind, wie zum Beispiel Klosterfrau Melissengeist, aber durchaus auch von verschreibungspflichtigen Medikamenten, wie zum Beispiel Benzodiazepinen.

Wie entstehen Angststörungen?

Es gibt sehr unterschiedliche Ursachen für eine Angststörung. So gibt es genetische Faktoren, aber auch Entwicklungsbedingungen (s. Seite 72), die eine erhöhte Stressempfindlichkeit und Verletzbarkeit nach sich ziehen. Unsichere Bindungserfahrungen in der Kindheit können

Angststörungen befördern, aber auch ein überbehütender Erziehungsstil kann dazu führen, dass man sich selbst nicht genug zutraut und Herausforderungen eher meidet und umgeht.

In der Psychotherapie werden Angststörungen oft auch im Zusammenhang mit ungelösten Konflikten oder Triebspannungen gesehen. Die Unfähigkeit, dem Vater die Meinung zu sagen, Angst vor sexuellen Impulsen oder die Angst, sich im Leben durchzusetzen und auch mal aggressiv zu sein, können Angststörungen auslösen und unterhalten. Weitere Ursachen für Angststörungen können traumatische Erfahrungen sein, in denen man den Aggressionen und Übergriffen anderer hilflos ausgesetzt war. Solche Erfahrungen können dazu führen, dass man schwer in die eigene Kraft findet und sich nicht gut wehren und verteidigen kann.

Eigentlich kann sehr vieles und sehr unterschiedliches Angst auslösen. Die auslösenden Situationen können sowohl gravierend und schwer belastend sein, aber auch minimal und trivial wie zum Beispiel eine Spinne. Viele Angstpatienten haben eine Neigung zur Erlebnisvermeidung, das heißt, sie denken lieber, als zu handeln. Insbesondere emotionale Situationen erleben sie als unangenehm, da sie in solchen Situationen keine Kontrolle haben.

Da die Angst ein psychosomatisches Phänomen ist, wirken psychische und körperliche Faktoren, Gedanken und Gefühle sehr eng zusammen. Dieser Zusammenhang wird im Angstkreislauf dargestellt.

Angst als existenzielle Grunderfahrung

Wir alle kennen Angst. Sie ist ein sinnvolles und normales menschliches Grundgefühl. Angst schützt uns vor Gefahren und hindert uns daran, uns in Situationen zu bringen, die uns überfordern. So werden wir durch die Angst gewarnt, unbekannte Speisen zu essen, uns in gefährliche Höhen oder Tiefen zu begeben oder unbekannten Menschen leichtfertig zu vertrauen. Wer von einem Hund gebissen wurde, wird künftig kein unbekanntes Tier mehr streicheln. Wer vom Baum gefallen ist, wird sich künftig besser sichern. Wie oben beschrieben, müssen wir aber »normale« von »unangemessenen« Ängsten abgrenzen. Die ersten sind sinnvoll und haben eine wichtige Schutzfunktion, die zweiten sind einengend, belastend und hemmend, zudem gehen sie mit äußerst unangenehmen Gefühlen einher.

Durch Magie, Kunst oder Religion versuchten Menschen schon immer, ihre Angst zu bewältigen oder zu vermindern. Diese Strategien helfen, die Angst zu ertragen, die vollständige Überwindung von Angst ist aber nicht möglich und auch nicht sinnvoll, da ja Angst eine wichtige Schutzfunktion haben kann. Jeder Mensch erlebt jedoch »seine« Angst in einer persönlichen Form.

Angst hat zwei Gesichter: einerseits kann sie lähmen, andererseits aktivieren und auf diese Weise Entwicklungsschritte ermöglichen.

Angst tritt auch in Situationen auf, in denen wir unsicher sind. Jeder Reifungsschritt, von Kindheit an, ist mit Angst verbunden. Zugleich gibt es aber auch die Freude am Wachsen und Bewältigen des Wachstumsschrittes.

Man differenziert Angst von Furcht. Furcht bezieht sich auf etwas Bestimmtes, Konkretes und Fassbares. Ich fürchte mich davor, in einer Prüfung durchzufallen oder einen Hund zu streicheln, den ich nicht kenne. Die Angst ist unbestimmter, unklarer und diffuser. Man spricht zum Beispiel von einer Lebensangst, die sich auf das Leben im Allgemeinen bezieht, aber nicht verdeutlicht, welche Aspekte des Lebens damit gemeint sind. Mit Angst können auch die Erfahrungen von Unsicherheit, Ungeborgenheit und Sorgen vor dem Unbekannten, der Zukunft oder dem Schicksal umschrieben werden.

Grundformen der Angst

Der Psychoanalytiker Fritz Riemann hat folgende Grundformen der Angst beschrieben:

- Die Angst vor der Selbsthingabe, die als Ich-Verlust und Abhängigkeit erlebt wird.
- Die Angst vor der Selbstwerdung, die als Ungeborgenheit und Isolierung erlebt wird.
- Die Angst vor dem Wandel, die als Vergänglichkeit und Unsicherheit erlebt wird.
- Die Angst vor der Notwendigkeit, die als Endgültigkeit und Unfreiheit erlebt wird.

Angststörungen erkennen und behandeln

Wie bei jeder psychischen Erkrankung steht vor der Therapie die Diagnose. Angstphänomene äußern sich häufig körperlich. Sie gehen nicht selten mit Herzrasen, Schwindel, Taubheitsgefühlen oder Magen-Darm-Problemen einher. Natürlich muss man aber ausschließen, dass reale körperliche Erkrankungen vorliegen. Bevor eine Angststörung diagnostiziert wird, muss also ausgeschlossen werden, dass organische Ursachen vorliegen.

In der Klassifikation von Angsterkrankungen differenziert man Phobien und Angststörungen ohne auslösendes Objekt.

Phobische Störungen

- **Agoraphobie:** Angst vor Menschenmengen, öffentlichen Plätzen, Reisen allein oder Reisen von Zuhause weg.
- **Soziale Phobie:** Angst davor, im Mittelpunkt zu stehen, beobachtet, bewertet und kritisiert zu werden, und Angst davor, sich peinlich zu verhalten.
- **Isolierte Phobie:** Angst vor einem spezifischen Objekt, wie zum Beispiel Hunden, Spinnen oder Schlangen. Es gibt aber auch Phobien, die sich auf bestimmte Situationen beziehen: Höhe, Brücken oder auch Zahnarztbesuche und vieles mehr.

All diese Phobien können mit Panikattacken einhergehen, aber das ist nicht zwingend. Manchmal gibt es lediglich ein ungutes Gefühl, wenn man mit dem Auslöser konfrontiert ist, und es entwickelt sich ein Vermeidungsverhalten. Dieses ist langfristig dafür verantwortlich, dass die Symptomatik aufrechterhalten bleibt.

Andere Angststörungen

- **Panikstörungen:** Spontan auftretende Angstattacken, die nicht auf ein spezifisches Objekt oder eine spezifische Situation bezogen sind. Sie beginnen abrupt, erreichen innerhalb weniger Minuten einen Höhepunkt und dauern mindestens einige Minuten an.
- **Generalisierte Angststörung:** Eine diffuse Angst mit Anspannung, Besorgnis und Befürchtungen, die unangemessen stark ist und über einen Zeitraum von mindestens sechs Monaten andauert. Sie wird begleitet von weiteren psychischen und körperlichen Symptomen.
- **Gemischte Angst- und depressive Störung:** Angst und Depression sind gleichzeitig vorhanden, eher leicht ausgeprägt ohne Überwiegen des einen oder anderen.

Bei diesen Störungen besteht die Tendenz zu sorgenvollem Grübeln und katastrophisierenden Gedanken, die immer von dem Schlimmsten ausgehen.

Gesine S., 27 Jahre

» Ich traue mich nicht mehr aus dem Haus

Sie kommt wegen Panikattacken und Angstzuständen in der Öffentlichkeit in unsere Ambulanz: »Ich war schon als kleines Mädchen und Schülerin sehr zurückhaltend und schüchtern. Zuhause fühlte ich mich am wohlsten. Meine Eltern haben mich sehr behütet. Mein älterer Bruder wurde mit 8 Jahren von einem Auto angefahren und schwer am Kopf verletzt. Seitdem waren meine Eltern besonders ängstlich.

Mit 18 habe ich eine Ausbildung zur Verwaltungsfachangestellten gemacht. Beim einwöchigen Ausbildungskurs in Berlin hatte ich das erste Mal einen

Angstanfall. Ich bin dann sofort nach Hause gefahren. Seitdem traue ich mich nur noch mit meinen Eltern oder meinem Freund von zu Hause weg. Mit dem Zug oder Bus zu fahren, finde ich besonders schlimm.

Ich habe mich auf verschiedene Stellenangebote beworben. In der benachbarten Kreisstadt habe ich eine Zusage erhalten. Aber wie soll ich da hinkommen? Ich kann ja weder Auto noch Zug fahren. Meine Angstzustände werden immer schlimmer. Jetzt bin ich schon seit 6 Monaten krankgeschrieben und halte mich eigentlich nur noch im Haus auf. Was soll ich bloß tun?«

Die Angst anerkennen

Jeder Patient hat seine individuelle Geschichte und auch seine individuellen angstauslösenden Anlässe. Diese müssen aus der Biografie verstanden werden und die persönlichen Gewohnheitsmuster sollten herausgearbeitet werden. Bei Gesine S. ist die Entwicklung der Angststörung aufgrund ihrer persönlichen Lebensumstände sehr gut nachvollziehbar. Die Eltern hatten sehr große Sorge um ihre kleine Tochter, besonders nach dem Unfall des Sohnes. Die ganze Familienatmosphäre war durch Angst, Besorgnis und eine besondere Beachtung von Gefahren gekennzeichnet. Gesine hat weniger als andere die Erfahrung machen können, dass man Gefahren kennen und einschätzen lernen kann. Sie hat wenig Zutrauen zu ihren eigenen Fähigkeiten und Bewältigungsstrategien finden können, sondern hat – im Zweifel – darauf verzichtet, sich auszuprobieren und damit auch zu erfahren und zu spüren. Somit hat sich schon recht früh ein typisches Vermeidungsverhalten entwickelt, welches den Radius ihrer Erfahrungen und ihres Lebensraumes immer mehr eingeengt hat. Gesine muss also lernen, der Angst zu begegnen und ihre Vermeidungsstrategien aufzugeben.

Gesine S.

» Ich habe den Angstanfall ausgehalten, danach war ich erschöpft, aber auch stolz

Da Gesine aufgrund ihrer Vermeidungshaltung wenige soziale Kontakte hatte und recht gehemmt im Umgang mit anderen Menschen war, wurde ihre eine Gruppenpsychotherapie empfohlen und zudem eine psychoedukative verhaltenstherapeutische »Angstbewältigungsgruppe«, wo sie die Ursachen und Mechanismen von Angst verstehen lernte. Im Rahmen dieser Gruppe musste sie auch eine Angstexposition durchführen, bei der sie sich den Angstgefühlen bewusst aussetzen musste. Obwohl sie vor dieser Herausforderung besonders viel Angst hatte, hat sie es mit therapeutischer Hilfe geschafft, alleine mit dem Zug in die benachbarte Stadt zu fahren und die dabei aufkommenden mulmigen Gefühle bewusst auszuhalten. Sie sagte danach: »Als ich merkte, dass jetzt wieder so ein Angstanfall kommt, war ich völlig panisch. Ich habe dann aber ganz einfach gemacht, was ich vorher geübt habe: Füße auf den Boden, Atmen, im Moment bleiben und die Situation – Sekunde für Sekunde – einfach aushalten. Nach 10 Minuten ging die Angst zurück – ich hab das genau gemerkt. Ich war dann zwar echt erschöpft, aber auch stolz.«

Achtsamer Umgang mit Angst und Panik

Angstpatienten neigen dazu, sich zu viele Sorgen zu machen oder das Schlimmste zu befürchten. Sie denken stets an viele belastende oder befürchtete Dinge und reagieren dann auf ihre eigenen Gedanken mit Angstsymptomen. Sie halten ihre Gedanken oft für richtig und sehen nicht, dass die Gedanken von ihren Emotionen und Geisteszuständen gesteuert werden. Sie erkennen nicht, dass Gedanken nur Gedanken sind und keine Tatsachen.

Wir neigen dazu, das was wir sehen und im ersten Moment wahrnehmen, für wirklich und wahr zu halten. Es ist aber eine subjektive Interpretation dessen, was wir wahrnehmen, ein Bild bzw. eine Überzeugung, die sich in unserem Hirn gemäß unserer Biografie und unseren jeweiligen Erwartung und Wahrnehmung gebildet hat. In der Achtsamkeitspraxis übt man, bei der Erfahrung zu bleiben und nicht in den Gedanken, Bildern oder Konzepten über die jeweilige Erfahrung abzudriften. Dazu ist eine gewisse skeptische Distanz gegenüber den eigenen Überzeugungen hilfreich. Sind unsere Wahrnehmungen, unsere Meinungen, unsere Schlussfolgerungen denn angemessen und an der Sache orientiert; oder lassen wir uns durch unsere Emotionen, Interpretationen und Vorurteile leiten?
In der Achtsamkeitspraxis übt man einen »Anfängergeist«, der explizit nicht sofort Bescheid weiß, sondern neugierig hinschaut, beobachtet und sich Zeit lässt, um Schlussfolgerungen zu ziehen.

Gedanken sind keine Tatsachen – glaube nicht alles, was du denkst! Gedanken sind flüchtige zerebrale Impulse, die von kurzer Dauer sind, wenn keine Fixierung erfolgt.

Die affektive Reaktion auf bestimmte Gedanken und das Versinken im Inhalt der Gedanken sind für die Ängste verantwortlich. Wenn es möglich wird, mit etwas mehr Ruhe, die Gedanken und Gefühle wahrzunehmen und sie ausdrücklich als Gedanken und Gefühle wahrzunehmen

Übung

Im Gegenwartsmoment verankern

Bringen Sie den Fokus Ihrer Achtsamkeit auf Ihr gegenwärtiges inneres Erleben. Beobachten Sie, was mit Ihren Gedanken, Gefühlen und Körperempfindungen passiert. Beschreiben Sie, was sich momentan ereignet: zum Beispiel »Ein Gefühl von Langeweile taucht auf«, »Ich spüre Darmbewegungen«, »Ich spüre etwas Hunger«, »Jetzt fühlt sich das aber gut an.«
Akzeptieren Sie, dass dieses Erleben im Moment besteht.
Selbst wenn die Umstände, die zum gegenwärtigen Erleben führten, so nicht bleiben sollen; selbst wenn die Ursachen für das gegenwärtige Erleben schlimm sind, weichen Sie dennoch nicht aus. Muten Sie sich die Erfahrung dieser Gegenwart zu. Sie wird nicht länger als einen Atemzug währen, dann kommt ein neues Erleben. Öffnen Sie sich dem neuen Gegenwartsmoment, indem Sie sich mit dem Ausatmen etwas entspannen und von dem Erlebten und Erfahrenen lösen.
Mit dem neuen Atemzug vergegenwärtigen Sie, was Sie jetzt empfinden, spüren, wahrnehmen und denken. Dies wird vermutlich ein wenig anders sein als im vorherigen Moment.
Es besteht die Gefahr, dass man sich in die gerade erlebten Empfindungen verstrickt und dann wieder ins Denken verfällt. Deshalb ist es sinnvoll, das Erlebte mit dem Ausatmen loszulassen, um sich für den nächsten Augenblick zu öffnen und nicht am Vergangenen haften zu bleiben.

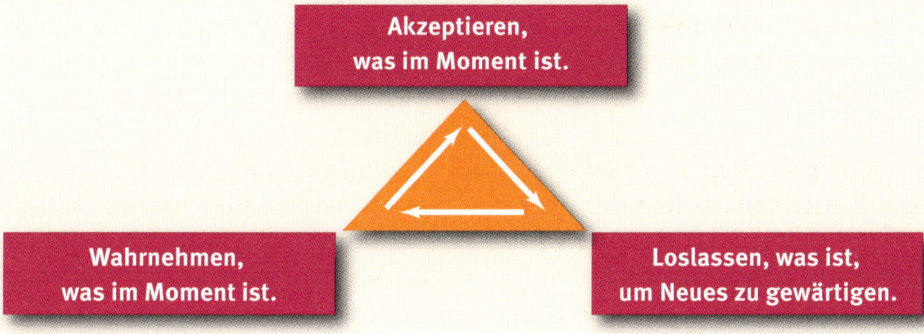
Akzeptieren, was im Moment ist.
Wahrnehmen, was im Moment ist.
Loslassen, was ist, um Neues zu gewärtigen.

und diese nicht für die objektive Realität zu halten, so kann eine Beruhigung eintreten. Es ist es nicht nötig, stets sofort heftig zu reagieren und vom Schlimmsten auszugehen.

Es ist wichtig zu lernen, wie man sich von seinen Gedanken distanzieren lernt und zugleich stabil und sicher in sich selbst und seinem körperlicher Erleben gegründet bleibt. Eine Haltung von Stabilität und

Sicherheit hilft sehr dabei, den Abstand zu den geistigen Phänomenen herzustellen und in einem anderen Modus, dem der Körperwahrnehmung, zu sein. Wenn Sie sich körperlich wirklich fühlen, können Sie nicht gleichzeitig grübeln oder intensiv über Ihre Sorgen nachdenken. Zugleich ist die folgende Übung vegetativ stabilisierend und führt dazu, dass sich Herzschlag und Blutdruck beruhigen und auch der Magen-Darm-Trakt entspannt.

Heilsamer Umgang mit der Angst

Nachdem Sie die Hintergründe und die Ursachen Ihrer eigenen Angst verstanden haben, folgt der nächste Schritt: Dazu ist es erforderlich, Ihrer Angst »von Angesicht zu Angesicht« zu begegnen. Manchmal hat die Angst die Qualität des Scheinriesen, der in Michael Endes Buch *Jim Knopf und Lukas der Lokomotivführer* beschrieben wurde. Er erscheint von Ferne riesig und furchtbar bedrohlich. Je näher man aber hinkommt, desto kleiner wird der Riese. Wenn man schließlich vor ihm steht, ist es ein höflicher Mann, der selbst Angst davor hat, dass man ihm etwas Böses zufügen könnte.

Ein Angsttagebuch führen

Eine gute Strategie ist es, eine Zeit lang seine Ängste zu beobachten und ein »Angsttagebuch« zu führen. Hier dokumentieren Sie für jeden Tag Umstände, Dauer und die jeweilige Intensität der Angst und die begleitenden Gefühle, Gedanken und Handlungen (siehe Angsttagebuch). Durch die genaue und achtsame Beobachtung der eigenen Angstgefühle erkennt man, dass es Unterschiede hinsichtlich der Ausprägung von Angst gibt – diese kann beispielsweise leicht – mittel oder heftig sein.

Es wird nach und nach deutlicher, unter welchen Bedingungen Angstattacken auftreten: zum Beispiel in Gesellschaft oder alleine, im Zug oder auf dem Bahnhof. Wichtig ist es, die Zusammenhänge zwischen der inneren Gestimmtheit und den Angstattacken zu beobachten. Treten Attacken auf, wenn Sie gut gelaunt sind, gut gegessen haben und sich wohl fühlen, oder treten diese eher auf, wenn Sie sich vorher schon stundenlang mit trüben Gedanken befasst haben?

Es wird immer wieder darum gehen, zu verstehen, wie die Angst entsteht, wie sie sich äußert, und den Sinn des Gefühls wirklich zu verstehen. Dadurch, dass Sie sich der Angst zuwenden, wird ein wichtiger therapeutischer Schritt getan: Sie vermeiden weniger und befassen sich mit dem Affekt.

Auf diesem Weg sollten Sie weiter gehen und sich selbst auf die Schliche kommen. Man analysiert, wie man zugunsten einer

Angstanfall	Montag	Dienstag	Mittwoch	Donnerstag	Freitag	Samstag	Sonntag
Uhrzeit							
Auslöser und Umstände							
Dauer							
Intensität							
weitere Gefühle							
Gedanken							
Handlungen							
Uhrzeit							
Auslöser und Umstände							
Dauer							
Intensität							
weitere Gefühle							
Gedanken							
Handlungen							

▲ Vorlage für ein Angsttagebuch

kurzfristigen Erleichterung langfristig die Vermeidung aufrechterhält und die Konfrontation mit dem echten Angstgefühl oder der Panikattacke umgeht. Manchmal wird dadurch deutlich, dass die Angstattacken dann auftreten, wenn Menschen zu wenig schöne Erlebnisse haben und eher über das Leben nachdenken, als es wirklich zu erleben und zu gestalten. Nach und nach wird es darum gehen, das zu ändern und bewusst Aktivitäten ins Leben einzuführen, die Spaß machen, die körperliches Erleben und soziales Miteinander fördern, und als festen Bestandteil in das Alltagsleben einzuführen.

Konfrontation mit der Angst

Es ist gut, wenn die Angst mit all ihren Ursachen und Hintergründen gut verstanden wird. Es reicht aber leider nicht, sie nur rational zu verstehen – man muss sich ihr auch emotional und im Erleben öffnen. Es muss eine Konfrontation mit der Angst erfolgen, und es ist erforderlich, die Angst mit allen ihren unangenehmen Begleiterscheinungen wirklich auszuhalten und nicht zu fliehen. Sie werden die Erfahrung machen, dass die Angst zunächst immer stärker wird, sich immer mehr zuspitzt, aber dann wieder absinkt und schließlich

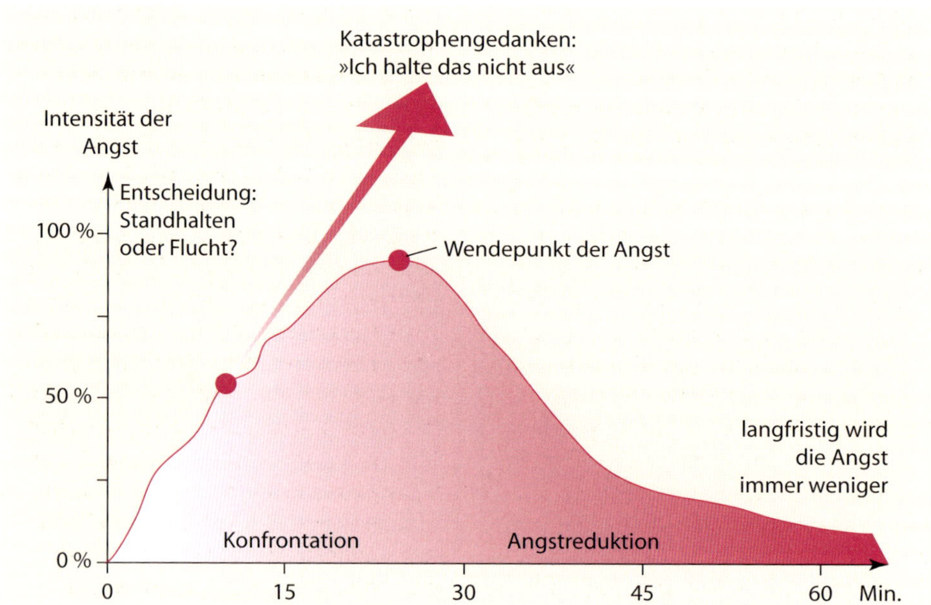

▲ Der entscheidende Punkt bei der Angstkonfrontation ist, dass die Angst von selbst wieder abnimmt.

vergeht. Die Angst verschwindet, indem Sie ihr nur achtsam begegnen und dem Gipfel des Angstgefühls begegnen, ohne auszuweichen. Eigentlich müssen Sie nur eine umschriebene Zeitspanne aushalten und standhalten und sonst nichts weiter machen. In der Regel ist die Angst der Panikattacke nach 20–30 Minuten abgeklungen, nämlich dann, wenn der Stresshormonspiegel im Blut wieder abgebaut ist. Der entscheidende therapeutische Wirkfaktor ist, dass Sie den Gipfelpunkt der Angstattacke aushalten und überstehen. Sie erfahren, dass der Anspannungspegel wieder sinkt und die Angst nachlässt. Wenn Sie diese Erfahrung einige Male wiederholt haben, bekommen Sie langsam die Sicherheit, dass Angstgefühle aushaltbar sind und auch wieder weggehen. In der Psychotherapie wird dem Patienten bewusst zugemutet, sich seiner Angst zu stellen und diese auszuhalten.

Diese Behandlungsmethode nennt man Konfrontationstherapie. Sie ist sehr erfolgreich, bedarf aber meist professioneller Begleitung. Wenn Sie die Erfahrung machen, dass Sie es schaffen, die Spitze der Angst auszuhalten, so wird sich – auch in der Zukunft – die Erfahrung durchsetzen, dass Sie es schaffen. Ihr Körper gewöhnt sich daran, die Angst auszuhalten und zu überstehen. Er reagiert nach und nach immer entspannter auf die früheren Auslöser einer Angst- oder Panikattacke. Es werden weniger Stresshormone produziert, und die Störung lässt nach.

Den Augenblick erleben

Eine weitere Möglichkeit, übertriebener Angst und Panikattacken zu begegnen, ist es, sich immer wieder ganz in der Gegenwart zu verankern. Die Übung dazu haben Sie schon kennengelernt. Nehmen Sie den Gegenwartsmoment ganz präzise wahr. Sobald Sie im Erleben des Augenblicks sind, haben Sie keine Gelegenheit und auch keine Zeit, über die Vergangenheit oder die Zukunft nachzugrübeln.

Güte und Mitgefühl entwickeln

Gemäß der buddhistischen Vorstellung, dass jeder in sich die Fähigkeit trägt, den unheilsamen Gefühlen von Abwehr, Angst und Hass etwas Heilsames entgegensetzen zu können, ist das Antidot gegen Abwehr die Entwicklung von Zuneigung und Güte. Wenn schwierige Gefühle wie zum Beispiel Angst oder Hilflosigkeit auftauchen, so ist das ein emotionales Zeichen dafür, dass Sie gerade in solchen Momenten Zuwendung, Verständnis und Freundlichkeit brauchen. Mit der Meditation der Liebenden Güte (Metta-Meditation) können Sie sich in einer guten und wirkungsvollen Form diese guten und hilfreichen Gefühle selbst vermitteln, indem Sie den Zugang zu einem inneren Erlebnisraum eröffnen, der haltgebend, liebevoll und zugewandt ist. Sie üben gewissermaßen, weit, offen und großzügig zu werden anstatt eng, gehemmt und geduckt. Sie

Übung

Meditation der liebenden Güte (Metta-Meditation)

Denken Sie an einen glücklichen Moment in Ihrem Leben und lassen das Gefühl, das bei dieser Erinnerung entsteht, in sich wachsen.
Gestatten Sie sich ausdrücklich das Empfinden und Erleben von Glück und Wohlbefinden. Vielleicht spüren Sie dann ein inneres Entspannen, eine Weitung oder Helligkeit. Lassen Sie diese Empfindungen bewusst zu. Wenn Sie wollen, können Sie das Gefühl verstärken, indem Sie sich sagen: »Möge ich glücklich sein – ich gestatte mir, glücklich zu sein.«
Denken Sie an einen Menschen, der Ihnen nahesteht. Stellen Sie ihn/sie sich vor und vergegenwärtigen Sie sich, was Sie an ihm oder ihr mögen. Spüren Sie Ihre Verbundenheit mit diesem Menschen, stellen Sie ihn sich mit einem gelösten und fröhlichen Gesicht vor und wünschen Sie ihm oder ihr – wenn Sie wollen – dass er/sie gleichfalls glücklich und froh sein möge.
Denken Sie nun an einen Menschen, der/die Ihnen gleichgültig ist. Schließen Sie auch diesen Menschen in Ihre guten Wünsche ein.
Denken Sie nun an einen Menschen, den Sie nicht mögen. Stellen Sie sich diesen Menschen mit seinen Grenzen, seiner Geschichte und seinen Bedürfnissen vor und bedenken Sie auch diesen Menschen mit Ihren wohlmeinenden Gefühlen und freundlichen Wünschen.
Schließlich stellen Sie sich alle genannten Menschen – sich selbst, einen Nahestehenden, einen Menschen, dem Sie mit neutralen Gefühlen begegnen, und einen Menschen, den Sie ablehnen – gemeinsam vor. Umhüllen Sie alle mit Ihrer liebenden Güte.
Wenn Sie möchten und können, so dehnen Sie Ihr Wohlwollen noch weiter aus – auf Ihre Nachbarschaft, Ihren Kollegenkreis, Ihre Heimatstadt, auf das ganze Land und schließlich die ganze Erde.

verströmen diese guten Gedanken an sich selbst und auch an andere. Indem Sie dies wünschen, ändern sich Ihre eigenen innere Bilder und Erwartungen und nicht zuletzt die Verknüpfungen in Ihrem Gehirn. Sie sind nicht mehr an negativen und problematischen Vorstellungen orientiert, sondern an positiven, kraftvollen und heilsamen Bildern. Da unsere Gedanken unser Erleben prägen, führen positive Gedanken und Wünsche zu besseren Ergebnissen als pessimistische und negative Kognitionen. Später wird auf diese Form der Meditation noch ausführlicher eingegangen.

Achtsamer Umgang mit Selbstwertproblemen

**Ist es nicht also:
Weil er nichts Eigenes will,
darum wird sein Eigenes vollendet?**
(Tao Te King)

Das dritte Geistesgift ist die Unwissenheit. Diese Unwissenheit bezieht sich in besonderer Weise auf uns selbst. Es ist die Unwissenheit, die nicht erkennt, dass unser Leid durch uns selbst und unsere Art und Weise des Bewertens und Kategorisierens entsteht. Dieses Leiden rührt daher, dass wir uns selbst in einem geistigen Gefängnis befinden, das wir selbst gebaut haben. Wir erkennen nicht, dass wir eigentlich frei sind und unser natürlicher geistiger Zustand offen und weit ist. Wir sind Verdurstende mitten im Wasser, die nicht erkennen, dass sie alles haben, was sie brauchen.

Jack Kornfield beschreibt in seinem schönen Buch *Das weise Herz* folgende Begebenheit. In Thailand stand eine große Buddhastatue aus Lehm. Diese Figur war nicht besonders schön gearbeitet oder künstlerisch wertvoll, aber sie wurde von den Gläubigen des Dorfes verehrt und von den Mönchen des benachbarten Klosters gepflegt. Eines Tages entstand ein Riss im Lehm und die Mönche fürchteten schon um den Erhalt der Figur. Nachdem sie den Riss genauer betrachtet hatten, sahen sie mit großem Erstaunen, dass durch den Riss ein goldener Schimmer zu sehen war. Sie entfernten die Lehmschicht nun vorsichtig, und es kam ein herrlicher, wunderschöner und edler Buddha aus Gold zum Vorschein. Offenbar hatte man diesen wertvollen Buddha vor einer kriegerischen Auseinandersetzung verkleidet, um ihn zu verbergen und zu schützen. Auch wir haben unter unseren Schutzschichten und unseren Schalen aus Härte und Angst einen goldenen Kern, der zum Vorschein kommt wenn die (neurotische) Schale nicht mehr nötig ist.

Im Buddhismus wird von der innewohnenden Güte von Menschen gesprochen und dass jeder im Kern genau so richtig ist, wie er ist. Wir können darauf vertrauen.

Unser Denken und Zweifeln lässt uns unsere eigentliche Natur nicht erkennen. Deshalb leben wir in einem Zustand von Unwissenheit, der aber nach und nach – in dem Maß wie wir unseren eigenen Geist durchschauen – überwindbar ist.

Der klinische Blick auf Selbstwertprobleme

Selbstwertkrisen können sehr wehtun. Man fühlt sich durch Misserfolge, Kränkungen oder Erfahrung von Scheitern und Entwertung im Kern getroffen. Solche Demütigungen können lange nachwirken und mit intensiven Gefühlen und Impulsen von Scham, Rache und Vergeltung einhergehen.

Wenn der eigene Wert infrage gestellt wird und die Bestätigung und Anerkennung ausbleibt, so können eine quälende innere Leere und das Empfinden von Wertlosigkeit und Bedeutungslosigkeit auftreten. Nicht selten schwanken Menschen mit einer Selbstwertproblematik zwischen Größenvorstellungen von sich selbst, in denen sie sich besonders wichtig und großartig erleben, und Vorstellungen von Unzulänglichkeit, Kleinheit und Nichtigkeit. Die Störung, in der dieses Erleben besonders intensiv ist, ist die narzisstische Persönlichkeitsakzentuierung. Es fehlt bei dieser Problematik die gesunde Mitte und die Fähigkeit zwischen entgegengesetzten Polen in sich selbst zu vermitteln und beide in sich selbst anzunehmen und zu integrieren. Die klassische Erzählung von dem schönen Jüngling Narziss aus den griechischen Sagen vermittelt, wie einsam und selbstbezogen ein Leben ist, das nur um sich selbst kreist und wie es andere und sich selbst unglücklich macht.

Der Mythos von Narziss

Narziss war der Sohn einer Nymphe, die vom Flussgott vergewaltigt worden war. Er war von atemberaubender Schönheit und sowohl Männer als auch Frauen verliebten sich in ihn. Er wies aber alle zurück, keiner oder keine war gut genug für ihn. Er machte viele Verehrer tief unglücklich, zum Beispiel die Nymphe Echo,

Menschen mit Selbstwertstörungen glauben oft, besonders herausragend sein zu müssen. – Sie sind aber ein Mensch unter anderen Menschen und diesen verwandt und im Grunderleben sehr ähnlich.

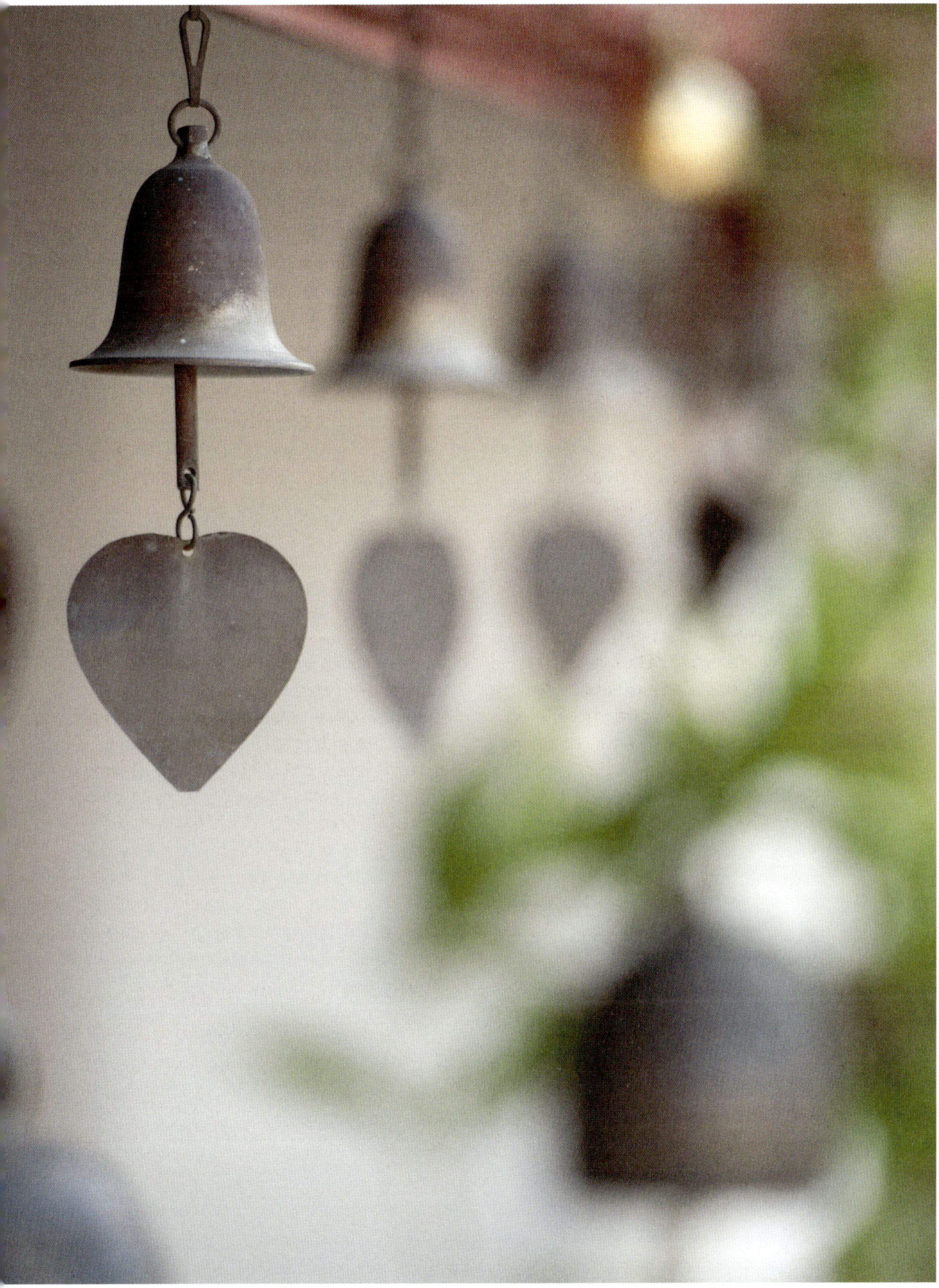

die ihn leidenschaftlich liebte. Sie konnte selbst nicht sprechen, sondern nur wiederholen, was jemand anders äußerte. Sie wurde von ihm roh zurückgewiesen und verkümmerte danach tief enttäuscht in einer Felsschlucht. Von ihr blieb nichts übrig als ihre Stimme, nämlich das Echo. Ein anderer Liebender brachte sich selbst um, da er an der Zurückweisung von Narziss zerbrach.

Zur Strafe für seine Egozentrik und mangelnde Empathie bestraften ihn die Götter damit, dass auch er sich in sich selbst verliebte. Er kam zu einer Quelle und erblickte dort sein Spiegelbild, zu dem er in leidenschaftlicher Sehnsucht ergriffen wurde. Als er nach und nach verstand, dass es sein eigenes Bild ist, das ihm so viel bedeutet, und als er die Ausweglosigkeit seiner Liebe erkannte, stürzte er sich in das Gewässer und kam um. Nur eine Blume – die Narzisse – erinnert noch an ihn und seine Geschichte.

Wie entstehen Selbstwertprobleme?

Menschen mit Selbstwertproblemen bemühen sich oft darum, besonders gut, erfolgreich oder anerkannt zu sein. Es geht ihnen in der Regel darum, ein positives und gutes Bild von sich zu zeichnen, damit sie sowohl vor anderen als auch vor sich selbst gut dastehen. Für die Anerkennung, die sie dringend brauchen, machen sie viel – oft zu viel. Wenn die Anerkennung ausbleibt, stürzen Menschen mit narzisstischen Persönlichkeitszügen oft in ein tiefes Loch.

Wie kommt es zu einer solchen Persönlichkeitsentwicklung? Jede Biografie ist individuell, und somit sind die lebensgeschichtlichen Probleme auch immer individuell und nicht mit anderen vergleichbar. Dennoch gibt es manche Grundzüge, die sich oft wiederholen. So ist zu beobachten, dass Menschen mit solchen Störungen sehr um die Liebe ihrer Eltern ringen mussten. Zuwendung bekamen sie eher über Leistung und gute Noten als dafür, dass sie einfach auf der Welt waren und in Ordnung sind, wie sie sind.

Ein weiteres häufig verbreitetes Phänomen ist, dass sie als Kinder für die seelische Stabilität der Eltern benutzt wurden. Der Vater, der selbst keine gute Ausbildung hat, braucht einen erfolgreichen Sohn, um nach außen gut dazustehen. Die Mutter, die eine unglückliche oder gar keine Partnerschaftsbeziehung hat, brauchte ihren Sohn als Stütze und Ersatzpartner. Der Sohn muss viel zu früh erwachsen werden und wird dadurch überfordert. Einerseits soll er als Tröster und Gesprächspartner zur Verfügung stehen, andererseits kann er diese Rolle nicht wirklich ausfüllen und muss scheitern. Er fühlt sich unzulänglich und entwickelt ein »falsches Selbst«, das nicht echt und nicht altersgerecht ist. Hinter der kompetenten Fassade versteckt sich somit oft viel Unsicherheit, ungelebtes Leben und Angst zu versagen.

Selbstwertstörungen erkennen und behandeln

Selbstwertstörungen sind weit verbreitet und können unterschiedlich ausgeprägt sein. Sie entstehen in der Regel durch biografische Faktoren. Dem Kind wird abverlangt, anders zu sein, als es ist. Es soll den Anzug tragen bzw. sich dem Bild anpassen, das andere entworfen haben. Oft soll es klüger, erfolgreicher und irgendwie »anders« sein, als es tatsächlich ist. Dadurch kommt es zu einem Bruch zwischen Sein und Sollen. Als Anpassung an die Bilder, die andere von einem entwerfen und die man schließlich selbst von sich entwirft, entsteht ein »falsches Selbst«, das mehr zu sein vorgibt, als es real vermag. Dieses unauthentische und auf Effekt und Anerkennung orientierte Verhalten spüren auch andere Menschen im Umgang. Sie fühlen sich beispielsweise manipuliert oder ständig herausgefordert, Anerkennung, Bestätigung oder Lob zu äußern. Das ist auf Dauer anstrengend, zumal die Anerkennung und Wertschätzung nie reicht – es ist nie genug.

In der Therapie wird es vor allem darum gehen, spüren zu lernen, was authentisch und echt ist. Dazu gehört auch, dass Sie die eigenen Gefühle von Unzulänglichkeit und Unsicherheit zulassen und anerkennen, dass Sie nicht toller oder besser als andere sind. Im Grunde ist das Ziel der Behandlung, anzuerkennen, dass Sie nicht anders sein müssen, als Sie sind. Sie sind so, wie Sie sind, in Ordnung. Sie sind nicht überlegen, nicht herausgehoben oder besser als andere, aber auch nicht kleiner, schlechter oder unzulänglicher als andere. Sie sind ein Mensch unter anderen Menschen und diesen verwandt, verbunden und im Grunderleben sehr ähnlich.

Steffen S., 47-jähriger Jurist

» Ich verstehe nicht, warum überhaupt nichts mehr klappt

Er kommt zur Psychotherapie, da er eine ganze Reihe von schwierigen Erfahrungen machen musste, die ihm den Boden unter den Füßen wegzogen. Er war Abteilungsleiter in einer Behörde, hatte einige Mitarbeiter unter sich und war zudem politisch engagiert. Er wollte sich in den Stadtrat wählen lassen, hat aber die erforderliche Mehrheit nicht erzielt. Nun erlebt er, wie Kollegen und vermeintliche Freunde schadenfroh und gemein auf seinen Misserfolg blicken.
»Ich bin geschieden. Meine Exfrau lebt mit unseren Kindern bei ihrem neuen Mann. Meine Freundin ist in letzter Zeit auch keine Hilfe mehr, sie hat mich in letzter Zeit häufig unnötig beleidigt, manchmal sogar vor anderen. Das liegt vielleicht auch daran, dass sie wesentlich jünger als ich ist und es im Bett nicht mehr so klappt. In der vergangenen Woche habe ich dann auch noch erfahren,

dass meine Bank mehr Sicherheiten für meinen Hauskredit braucht, dies ist nicht so einfach. Irgendwie klappt zurzeit nichts richtig: politisch, privat, finanziell, alles geht den Bach runter. Und jetzt, wo ich Hilfe bräuchte, trampeln alle nur auf mir herum. Am liebsten würde ich alles hinschmeißen.«
Herr S. wuchs in bescheidenen Verhältnissen auf. Seine Mutter war Hausfrau und sein Vater Berufssoldat und viel weg. Er war bis zu seinem 11. Lebensjahr Einzelkind, dann wurde seine jüngere Schwester geboren, die fortan der kleine Liebling der Mutter war. Er sollte vernünftig sein und seine Mutter unterstützen. Das hat er auch stets getan, zumal er spürte, dass die Mutter nicht sehr glücklich war. Er war als jüngeres Kind eher pummelig und ungeschickt, hatte aber Freude am Rudern und wurde ein guter Sportler und guter Schüler, der viel Bestätigung über seine Leistung erfuhr.
»Ich wollte es mal weiter bringen als mein Vater. Und jetzt diese Schlappe! Ich wollte die Gesellschaft mitgestalten. Ich habe doch viele gute Ideen. Aber im Moment stehe ich total allein da. Ich weiß nicht, wie es weitergehen kann. Ich brauche auf jeden Fall wieder mehr Selbstbewusstsein. Das kriegen Sie doch hin, oder?«

Selbstwert und Selbstbewusstsein

Wenn Patienten mit psychischen Problemen zu einem Therapeuten kommen, vermitteln sie häufig, dass ihr Selbstbewusstsein momentan schlecht sei und dass die Behandlung dies verbessern solle. Was genau ist aber dieses Selbstbewusstsein? Die Antwort auf die Frage ist schwieriger, als man vielleicht meint.

Umgangssprachlich drückt sich im Selbstbewusstsein oft der Selbstwert aus, nämlich der Wert, den man selbst seiner eigenen Person zumisst, oder die Wertschätzung, die man von anderen Menschen erfährt. Wenn wir übersehen werden, wenn wir nicht wichtig sind oder wenn man von jemand Nahestehendem erfahren, dass wir für diesen Menschen keine große Bedeutung haben, sind wir gekränkt. Unser Selbstbewusstsein liegt dann am Boden.

Es ist eine wichtige Frage, wie man diesen Selbstwert definiert oder erfährt. Herr S. hat als Kind einen Wert für seine Mutter als braver und lieber Bub gehabt und in späterem Leben als leistungsorientierter und engagierter Jurist mit gutem Einkommen. Alle diese Werte beziehen sich auf Leistungen, Status und materielle Güter und nicht so sehr auf seine Eigenschaften als Person. Im Laufe seines Lebens hat er sich mit Erwartungen anderer an sich selbst identifiziert und seinen Selbstwert eher über den Tun-Modus als den Sein-Modus definiert. Er hat vermutlich ein Idealbild von sich selbst gezeichnet, in dem er erfolgreich, leistungsfähig und potent ist. Nun entspricht aber sein Selbstbild nicht mehr der aktuellen Realität. Er wünscht sich nun, dass er durch die Therapie wieder so wird wie früher. Kann das gelingen? Ist es sinnvoll? Zu dieser Überlegung passt die folgende Geschichte sehr gut:

Der schlechte Schneider

Ein Mann ging zum Schneider, um sich einen Anzug anfertigen zu lassen. Als er ihn nach einer Woche abholen wollte und anprobierte, stellte er fest, dass er überhaupt nicht richtig saß. Die linke Schulter war höher als die rechte. Um die Brust herum war er zu eng, die Knöpfe waren schief und die Nähte waren nicht, wo sie sein sollten.

Der Kunde beschwerte sich und sagte, dass der Anzug ganz schlecht sitze. Der Schneider antwortete: »Wenn Sie sich dem Anzug anpassen und zum Beispiel die linke Schulter nach hinten ziehen und sich dabei nach vorne beugen und zugleich nach unten rechts drehen, dann passt alles perfekt.« Der Kunde befolgte den Rat und stellte fest, dass der Anzug jetzt wirklich besser passte.

Als er den Laden verließ, beobachteten ihn zwei Frauen. Die eine bemerkte »Schau mal, der arme Krüppel, er läuft ganz schief und verdreht«, die andere antwortete: »Stimmt – aber sieh mal den wunderbaren Anzug!«

Das Selbstwertproblem anerkennen

Herr S. tut sich in der Therapie zunächst sehr schwer, da er mit seinem vergleichenden, kritischen und kommentierenden Geist nicht nur sich selbst ständig bewertet, sondern auch die Mitpatienten, die Therapeuten und auch die Rahmenbedingungen wie Zimmer, Ausstattung oder Essen. Er kritisiert sehr oft und sehr viel. Alle anderen fühlen sich in seiner Gegenwart unwohl, nicht angenommen und immer unzulänglich.

Nach einer gewissen Zeit wird jedoch deutlich, dass Herr S. so mit sich und anderen umgeht, wie er das in seinem Elternhaus selbst kennengelernt hat. Er bekommt die Rückmeldung, dass er eigentlich ganz sympathisch ist, wenn er nicht immer vergleicht und bewertet oder auf seine beruflichen Leistungen verweist bzw. herausstellt was für ein toller Kerl er ist.

Herr S. erkennt langsam, dass es verschiedene innere Zustände gibt, in denen er sich befindet. Er erkennt, dass er sich in unterschiedlichen Gemütsverfassungen sehr unterschiedlich erlebt und verhält und er lernt, seinen Tun-Modus von seinem Sein-Modus zu unterscheiden. Im Sein-Modus kann er erleben wie es ihm gerade im Moment wirklich geht und er fühlt sich in der Lage, diese Empfindungen auch zuzulassen.

In solchen Stimmungen erscheint Herr S. mitunter ganz weich und offen. Es wird spürbar, wie sehr er sich über all die Jahre »zusammengerissen« hat, um es allen und insbesondere seiner Mutter recht zu machen und so zu funktionieren, wie es von ihm erwartet wurde. Er fängt an nachzuspüren, was ihm selbst denn Freude macht und beschließt, einen Jugendtraum wahrzumachen und Saxophon spielen zu lernen.

Achtsamer Umgang mit dem Selbstwert

Wer bin ich neben meiner Rolle? Dazu gibt es auch wieder zwei treffende Geschichten:

Der Gouverneur von Kyoto wollte einst einen Meditationsmeister besuchen und ließ ihm von seinem Diener eine Karte überbringen, auf der sein Name stand, gefolgt von den Worten »Gouverneur von Kyoto«. Der Meister sah die Karte und sagte: »Ich kenne diese Person nicht, er soll wieder gehen.« Der Diener gab die Karte an den Gouverneur zurück, der daraufhin verstand. Er kratzte die Worte »Gouverneur von Kyoto« weg und ließ die Karte noch einmal dem Meister bringen. »Oh, er ist es«, bemerkte der Meister erfreut, als er die Karte sah, »ja, den möchte ich sehr gerne sehen.«

In einem anderen Beispiel kommt ein westlicher Mensch zu einem Zen-Meister und klagt darüber, dass er kein Selbstbewusstsein habe. Der Meister sagt: »Oh, dann zeige mir doch bitte dein Selbst, wo ist es denn, wie sieht es denn aus?«

Im Buddhismus gibt es kein unveränderliches »Selbst«

Im Buddhismus gibt es kein Selbst in dem Sinne, wie der Begriff von westlichen Menschen verwendet wird, die von Selbstbewusstsein, Selbstwerterleben oder Selbstbestimmung sprechen. Es gibt vielmehr die Lehre, dass es kein permanentes und unveränderliches Selbst gibt. Das was umgangssprachlich als »Selbst« bezeichnet wird, ist lediglich eine Ansammlung von materiellen und geistigen Faktoren (Skandhas), die sich in jeder Sekunde wandeln. Somit sind wir als Menschen sowohl in materieller Hinsicht, aber auch in unserem Erleben einem ununterbrochenen Wandel unterworfen. Das Selbsterleben, das wir als Kinder hatten, ist ein anderes als das Selbsterleben im Erwachsenenalter. Das Selbsterleben, das wir heute früh im Bett, im Bad oder im Auto hatten, ist jeweils ein völlig unterschiedliches Erleben. Es ist die Vorstellung von einem überdauernden Selbst, das die Probleme verursacht. Denn damit geht die Vorstellung einher, dass man etwas war oder sein soll; und sofort fängt der Geschichtenerzähler in unserem Gehirn wieder an, Bilder, Vorstellungen oder Erwartungen zu entwickeln und so zu tun, als seien diese Geschichten real.

Die Erkenntnis, dass es lediglich eine Vorstellung, eine Fiktion oder ein Konzept ist, um das wir ein solches Aufheben machen, kann mit dem Gefühl der Entlastung und der Befreiung einhergehen.

Gerade in der Meditation erleben Sie unter Umständen konkret, was damit gemeint ist, wenn das Ich bzw. Ego weniger dominant und beherrschend ist. Es fühlt sich manchmal wie die Befreiung von einer schweren Last oder einem inneren Zwang an.

Verbundenheit spüren

Ein weiterer wichtiger buddhistischer Aspekt ist, dass es nichts gibt, das aus sich selbst heraus existieren könnte. Alles was es gibt, hat gewisse Voraussetzungen. Das gilt auch für uns selbst und unser körperliches und seelisches Erleben. Wenn wir uns von der Vorstellung eines dominanten und kontrollierenden Egos lösen können, erkennen wir, dass wir verbunden und Teil eines größeren Ganzen sind. Übrigens haben neurobiologische Untersuchungen gezeigt, dass es im Gehirn nichts gibt, was einer obersten Kommandozentrale wie zum Beispiel einem bestimmenden Ich oder Selbst entspricht. Das ständige Kreisen um die eigene Person, die eigene Meinung oder die eigenen Vorstellungen wird im Buddhismus kritisch gesehen und als eine Krankheit des Geistes betrachtet, die zur Isolation und Vereinsamung führen kann. Wenn Sie lernen, sich nicht zu wichtig zu nehmen, so haben Sie viel mehr Spaß und spüren vielleicht, dass es manchmal ganz schön ist, mit anderen zusammen zu sein, ohne irgendetwas leisten zu müssen.

»Ich« und »Selbst« als Problem

Die Verwendung der Begriffe »Ich« und »Selbst« ist uneinheitlich und oft widersprüchlich. Beides sind lediglich Modelle und Begriffe, die aber unterschiedliche Qualitäten des Erlebens darstellen. Üblicherweise ordnet man dem Ich die Aufgabe zu, uns durch unseren Alltag zu lenken und dafür Sorge zu tragen, dass wir das bekommen, was wir brauchen. In der Psychotherapie spricht man von Ich-Funktionen, die ein gesunder Mensch braucht. Diese sind unter anderem: Wahrnehmung von sich und anderen, Abgrenzungsfähigkeit, Beziehungsfähigkeit, Strukturierung von Impulsen und Trieben, Kohärenzerleben und Steuerungsfähigkeit.

Wir können uns selbst als kompliziertes ökologisches System vorstellen, das darum bemüht ist, einen stabilen Zustand zu erhalten. Dazu müssen wir einerseits biologisch funktionieren und benötigen dafür Essen, Trinken, Schlaf und vieles andere mehr. Um aber in der Welt zurechtzukommen und das zu bekommen, was wir brauchen, müssen wir uns in der jeweiligen Umwelt zurechtfinden und uns an diese anpassen. Unseren Wunsch nach Fortpflanzung sowie unsere sozialen Bedürfnisse können wir nur in Beziehungen erfüllen. Was wir jeweils brauchen, wird als dominantes Bedürfnis deutlich. Das Erleben dieser Bedürfnisse und Impulse ordnen wir einem erlebenden Ich zu, mit welchem wir uns identifizieren. Es ist aber auch vorstellbar, dass wir anders vorgehen. Wir könnten beispielsweise sagen: »Sehen findet statt«, anstatt zu sagen: »Ich sehe«, man könnte auch formulieren: »Denken findet statt«, anstatt: »Ich denke.«

Dass wir alles auf ein sogenanntes Ich zentrieren, ist eine gewisse Gewohnheit, die einerseits praktisch ist, andererseits aber dazu verführt zu glauben, dass es dieses Ich wirklich gebe.

Im sogenannten Selbst reflektieren wir uns selbst. Wir denken über uns nach, entwerfen Bilder und Vorstellungen von uns selbst und leiden an unseren Unzulänglichkeiten. Wenn wir uns nicht so richtig leiden können, dann gibt es meistens eine Kluft zwischen der Person, die wir gerade sind, und der Person, die wir gerne wären. Wir haben beispielsweise das Bild einer schlanken, sportlichen und erfolgreichen Person gezeichnet und erleben nun aber eine müde, erschöpfte und undisziplinierte Verfassung, die nicht zum schönen Selbstbild passt.

Wenn die Einsicht langsam wächst, dass das Ich-Gefühl nicht beständig und starr ist, so kann eine allmähliche »Desidentifikation« eingeübt werden. Darunter versteht man, dass man lernt, nicht alles Tun und Erleben auf sich selbst zu beziehen. Wenn Sie sich langsam darüber klar werden, dass es in Ihrem Inneren keinen »Jemand« gibt, der sieht, hört, riecht, fühlt, denkt, leidet, sondern dass es nur wechselnde Erfahrungen sind, die Sie erleben und die Sie Ihrem »Ich« oder »Selbst« zuordnen, so kann das sehr befreiend sein. Denn die Vorstellung von einem unveränderlichen Selbst engt uns stark ein und ist zudem falsch. Wir sind viel mehr, als wir denken, wir haben mehr Spielräume und Möglichkeiten, wenn wir uns nicht nur auf eine Identität festlegen lassen.

Das ersehnte Erleben der Einheit mit sich selbst wird paradoxerweise dann möglich, wenn wir aufhören, etwas Bestimmtes sein zu wollen. Wenn wir den Moment intensiv erfahren und auskosten – also ganz im Sein sind – hört das Nachdenken über die eigene Person auf. Wer glücklich etwas macht und ganz in der gegenwärtigen Tätigkeit aufgeht, wird in diesem Moment nicht über sein Selbst oder sein Selbstwerterleben nachgrübeln. Somit ist bei Selbstwertproblemen engagiertes, achtsames und lustvolles Handeln ein Ausweg.

Übung

Meditation über das Selbst

- Wer sind Sie?
- Nehmen Sie Ihre Füße wahr. – Sind Sie Ihre Füße?
- Nehmen Sie Ihre Beine wahr. – Sind Sie Ihre Beine?
- Nehmen Sie Ihr Gesäß wahr. – Sind Sie Ihr Gesäß?
- Nehmen Sie Ihren Bauch wahr. – Sind Sie Ihr Bauch?
- Nehmen Sie Ihren Rücken wahr. – Sind Sie Ihr Rücken?
- Nehmen Sie Ihre Brust wahr. – Sind Sie Ihre Brust?
- Nehmen Sie Ihre Arme und Hände wahr. – Sind Sie Ihre Arme und Hände?
- Nehmen Sie Ihre Schultern und Nacken wahr. – Sind Sie Ihre Schultern und Ihr Nacken?
- Nehmen Sie Ihren Kopf wahr. – Sind Sie Ihr Kopf?
- Nehmen Sie Ihren Atem wahr. – Sind Sie Ihr Atem?
- Nehmen Sie Ihren Körper wahr. – Sind Sie Ihr Körper?
- Nehmen Sie Ihre Gefühle wahr. – Sind Sie Ihre Gefühle?
- Nehmen Sie Ihre Gedanken wahr. – Sind Sie Ihre Gedanken?
- Wer sind Sie wirklich?

Achtsamkeit im Alltag

Es ist keineswegs einfach, gewohnte Muster des Wahrnehmens, Bewertens, Fühlens und Handelns zu ändern. Wenn Schwierigkeiten auftauchen, so ist das vollkommen normal und letztlich unvermeidlich. Wichtig ist nur, auch mit diesen Hindernissen achtsam umzugehen.

Mit Hindernissen umgehen

»Hindernisse machen uns groß.«

Unsere Gewohnheitsmuster sind hartnäckig; und es ist illusorisch zu erwarten, dass sie sich schnell ändern werden. Und selbst wenn wir morgen so wären, wie wir es uns wünschten, so wäre zu fragen, ob das gut wäre; denn schließlich wollen Sie vermutlich immer noch irgendwie Sie selbst sein und nicht als völlig andere Persönlichkeit am nächsten Morgen aufwachen. Es ist deshalb erforderlich, »sich mitzunehmen« und verständnisvoll und freundlich mit sich selbst umzugehen, auch wenn man sich als unzulänglich empfindet.

Es ist kein Zeichen von Dummheit, Schwäche oder mangelnder Willenskraft, wenn Sie Schwierigkeiten damit haben, die durchaus anspruchsvolle Achtsamkeitspraxis im Alltagsleben umzusetzen. Beispielsweise kann es vorkommen, dass Sie sich vornehmen, künftig mehr auf Ihr Essverhalten zu achten und weniger zu naschen. Trotz dieses Vorsatzes stellen Sie fest, dass immer wieder Kekse, Pralinen und andere Leckereien irgendwie in Ihren Mund gelangen. Anstatt sich nun über sich selbst zu ärgern, können Sie somit Ihren eigenen Autopiloten glasklar erkennen, und Sie verstehen nun vielleicht besser, warum es Sinn macht, Achtsamkeit zu entwickeln und zu üben.

Im Buddhismus spricht man von den Hindernissen, die zu erwarten sind. Die Hindernisse sind Wegbegleiter und zwingen uns, einen Umgang mit ihnen zu finden, der möglichst weise und konstruktiv ist. Im Umgang mit den Hindernissen lernen wir uns besser kennen, da die Hindernisse meist unsere eigenen Probleme beleuchtet. Dies ist aber nicht schlimm und muss kein Anlass zur Selbstkritik oder Verzagtheit werden, da ja jeder Mensch Grenzen hat und sich individuell mit seinen Schwierigkeiten befassen wird.

Ein akzeptierender, geduldiger, aber auch ausdauernder und ehrlicher Umgang mit den Hindernissen ermöglicht eine schrittweise Veränderung.

Die fünf Hindernisse

Im Buddhismus werden die Hindernisse recht genau beschrieben. Es sind Zustände und Erfahrungen, die jeder Mensch kennt und die zum menschlichen Erleben gehören. Die Hindernisse, mit denen wir uns jetzt etwas näher beschäftigen wollen, sind die Phänomene, die im Rad des Lebens als Wurzelgifte bzw. Geistesgifte vorgestellt wurden und die um Unruhe und Zweifel ergänzt werden. Im Folgenden werden sie nicht als Gift oder als etwas Feindliches verstanden, sondern als Herausforderungen, die uns unsere schwächsten Stellen zeigen, uns somit aber auch helfen, uns zu entwickeln und kräftiger und stabiler zu werden. Die Hindernisse sind:

- Gier
- Wut und Hass
- Trägheit
- Unruhe
- Zweifel

Gier

Das Verlangen nach Genüssen, nach Besitz, nach angenehmen Erfahrungen ist menschlich und per se nicht problematisch. Es ist vollkommen in Ordnung, sich an gutem Essen, einer glücklichen Beziehung oder beruflichem Erfolg zu erfreuen. Problematisch ist es jedoch, dieses angenehme Erleben selbstverständlich zu erwarten und davon auszugehen, dass man einen Anspruch oder ein Anrecht auf Glück und Befriedigung hat. Ferner geht Gier mit einer dranghaften, ungeduldigen und fordernden Haltung einher, die keinen Triebaufschub duldet. Die Gier verlangt rasche Bedürfnisbefriedigung und erscheint manchmal wie ein verwöhntes Kind, das nicht warten kann.

Eine Besonderheit in der buddhistischen Vorstellung von Gier ist, dass die Gier aus der Anhaftung an verschiedene Wünsche und Vorstellungen hervorgeht. Weil man etwas Bestimmtes verlangt, begehrt oder sich ausdenkt, entstehen libidinöse Wünsche, die mit diesem Objekt verknüpft sind. Im Buddhismus unterscheidet man folgende Objekte der Anhaftung:

- Haften an Sinneslust und körperlichen Begierden.
- Haften an den eigenen Ansichten darüber, wie die Dinge sind oder sein sollten.
- Haften an Regeln und Glaubensüberzeugungen.
- Haften am Glauben an ein abgegrenztes Ich (Ego) und die beständige Identität der eigenen Person.

Das Problem ist die Anhaftung

Es ist möglich, mit Wünschen sehr angemessen umzugehen, man kann sie zum

Beispiel wahrnehmen und befriedigen. Ähnlich kann man mit Meinungen und Überzeugungen umgehen, sie machen vielleicht für die momentane Situation Sinn und sind nützlich. Der heikle Punkt ist die Anhaftung. Diese wirkt wie zäher Klebstoff: Wir sind dann fixiert auf einen Wunsch, obwohl er momentan nicht zu erfüllen ist. Wir beharren auf unserer Meinung, obwohl sie nicht mehr aktuell und angemessen ist. Wir bleiben in einem Gefühl stecken, obwohl die dazugehörige Situation längst vorbei ist. Wenn wir an unserer Vorstellung anhaften, wie die Dinge sein sollten, sind wir nicht in der Lage, die gegebene Realität zu akzeptieren.

Dieses Anhaften kann sehr viel Energie rauben. Zugleich verhindert es, dass wir in der Gegenwart die konkreten Schritte unternehmen, die dafür sorgen können, dass wir glücklich und erfolgreich sind.

Die Geschichte vom jungen und vom alten Mönch

Die folgende kleine Geschichte vermittelt gut, wie man sich die Anhaftung konkret vorstellen kann.

Ein alter und ein junger Mönch wanderten einst am Fluss entlang. Als sie an eine Furt kamen, wo man den Fluss überqueren konnte, trafen sie auf ein junges, sehr hübsches Mädchen, das sich nicht traute, den Fluss zu überqueren, da die Strömung recht gefährlich war. »Komm her, Mädchen«, sagte der alte Mönch. Er nahm sie huckepack auf seinen Rücken und trug sie auf die andere Seite des Flusses, wo er sie behutsam wieder absetzte.

Der junge Mönch versank in Schweigen, bis sie spät abends einen Tempel erreichten, wo sie Rast machen konnten. Da konnte er die Frage, die ihn seit Stunden beschäftigte, nicht länger unterdrücken: »Bruder – wir Mönche dürfen Frauen nicht in die Nähe kommen oder sie berühren, das weißt du«, sagte er zum Alten, »vor allem nicht den jungen und hübschen. Es ist gefährlich, da sie uns zur Sünde verleiten können. Warum tatest du das?«

Der alte Mönch antwortete: »Ich ließ sie am anderen Ufer des Flusses zurück, nachdem ich sie hinübergetragen hatte. Du hast sie offenbar den ganzen Tag mit dir herumgeschleppt.«

An diesem Beispiel wird deutlich, dass die Anhaftung eine mentale Angelegenheit ist. Der alte Mönch war frei von gierigen Impulsen und Gelüsten, somit hatte er kein Problem damit, das Mädchen zu berühren und zu tragen. Nach vollbrachter Tat verschwendete er keinen weiteren Gedanken auf das Mädchen. Im Laufe eines langen Lebens hat er seine Triebe und Bedürfnisse kennengelernt und einen Umgang damit gefunden. Der junge Mönch, der noch sexuelle Wünsche hat, kann das Mädchen nicht ohne Hintergedanken anschauen. Seine eigenen Bedürfnisse sind der Grund für die Anhaftung.

Die Befriedigung von Wünschen macht nicht dauerhaft glücklich
Im Buddhismus wird – anders als in westlichen Gesellschaften – vermittelt, dass die Befriedigung der Bedürfnisse nicht dauerhaft glücklich macht. Es ist zu erwarten, dass auf einen befriedigten Wunsch der nächste folgt, der wiederum nach Erfüllung drängt. Somit wird explizit geübt, den Wünschen und den eigenen Impulsen zu widerstehen. Die Vorstellung ist die, dass man freier und ungebundener ist, wenn man den Wünschen nicht zwanghaft nachgeben muss, zumal es ja kein Ende der Bedürfnisse gibt.

Es geht darum, wie wir mit unserer Anhaftung umgehen

Für unsere Zeit kann man ein anderes Beispiel wählen, welches das gleiche Phänomen verdeutlicht: Stellen Sie sich vor, dass Sie einen Urlaub geplant und schon ein Hotel gebucht haben. Plötzlich wird aber Ihr Partner krank, und die Reise muss ausfallen. Nun sind Sie vermutlich enttäuscht. Die Hochglanzprospekte der Tourismusindustrie haben schon monatelang eine Erwartungshaltung, also eine bestimmte Art mentaler Vorstellung und Anhaftung, in Ihnen geschürt. Sie wollten bestimmte Orte besichtigen, bestimmte Routen wandern und bestimmte schöne Lokale besuchen, von denen Sie annahmen, dass sie Ihnen Freude machen würden. Die Anhaftung galt somit einer angenehmen Vorstellung. Es ist nicht gewiss, dass der Urlaub so schön geworden wäre, wie Sie es sich gewünscht haben.

Nun ist die Frage, wie Sie mit der Anhaftung umgehen, die ja noch unbefriedigt in der Luft hängt. Sie können sich nun mit einer klaren Entscheidung von Ihren Urlaubsträumen verabschieden und stattdessen bestmöglich mit der veränderten Situation umgehen. Sie können die Anhaftung und Wünsche aber auch weiterpflegen und beispielsweise auf das kommende Jahr vertagen. Sie können aber auch griesgrämig und vorwurfsvoll Ihrem Partner Vorhaltungen machen, dass er ausgerechnet jetzt erkrankt ist und Ihnen somit die schönste Zeit des Jahres kaputtgemacht hat. Der Umgang mit den Anhaftungen und Trieben kann eine Quelle von Freiheit und Gelassenheit oder aber auch von Frustration und Unglück werden.

Wut und Hass

Wut gehört zu den menschlichen Grundemotionen. Es ist ein Gefühl, das auftaucht, wenn man selbst oder die Menschen, die man liebt, angegriffen, beleidigt oder bedroht werden. Wut, Aggression und Zorn aktivieren Energie, die der Selbstverteidigung dient und die Kampf, Auseinandersetzung und Durchsetzungsfähigkeit überhaupt erst ermöglicht. Man kann für eine wertvolle Sache kämpfen, einen »heiligen Zorn« entwickeln und mit aggressiver Energie für eine edle Sache streiten.

Wut kann sich aber auch in ein problematisches Gefühl verwandeln. Wenn die Wut nicht angenommen, verstanden und in entsprechende Handlungen umgesetzt wird (wozu auch das achtsame Wahrnehmen der wütenden Impulse gehört), so kann sie sich nach innen fressen und zu Hass werden. Dieser Hass kann sich auf Personen oder Sachverhalte in der Vergangenheit richten oder auch gegen sich selbst. In beiden Fällen ist er zerstörerisch, vergiftend und macht unglücklich und einsam.

In der buddhistischen Mythologie wird oft von Teufeln und Dämonen berichtet, welche die Meditierenden stören oder auch die Lehre zerstören wollen. In der Regel kommt es zu einer Auseinandersetzung, in der die Dämonen zunächst besiegt werden. Da das »Böse« bzw. das Vitale, Ungezähmte und Primitive aber nicht einfach »wegkultiviert« werden kann, hat man die Dämonen einbezogen und auch ihnen einen wichtigen Platz im Gesamtsystem zugewiesen. In den Tempeln stellen sie oft die Beschützer dar und verteidigen das Heiligste vor Feinden und Angreifern.

Wut als Abwehr gegen Schmerz und Verletzung

Wenn Sie von einem geliebten Menschen gekränkt oder beleidigt werden (oder glauben beleidigt oder gekränkt worden zu sein), dann reagieren Sie vielleicht mit Wut. Diese Wut, die aus einer Enttäuschung herrührt, wird Enttäuschungswut genannt. Sie kommt daher, dass Sie eigentlich eine gute Nähe und eine vertrauensvolle Beziehung wollen. Im tiefsten Inneren wollen Sie gar nicht wütend sein und ein verzerrtes, hässliches Gesicht und eine schrille, laute Stimme haben, sondern Verbundenheit und Liebe erleben.

Anstatt die Trauer über die Enttäuschung zu zeigen, zeigen viele Menschen eher wütende Reaktionen. In der Wut sind sie aktiver, selbstbestimmter, lebendiger und weniger ausgeliefert. Somit wird die Wut manchmal auch als Schutz für den eigenen verletzten Selbstanteil genutzt. Die Wut schützt den zarten, empfindlichen und unsicheren inneren Kern und hat somit auch hier einen eigentlich hilfreichen Aspekt.

Wut als gesunder Selbstschutz

Wut kann auch auftreten, wenn Sie spüren, dass eine Beziehung nicht gut für sie ist, beispielsweise wenn Ihre Grenzen missachtet werden, Ihre Bedürfnisse nicht wahrgenommen werden oder wenn Sie für die Bedürfnisse anderer benutzt werden sollen. Beispielsweise könnte Wut auftauchen, wenn eine Freundin, die Sie ständig wegen ihrer Partnerschaftsprobleme anruft, nie Interesse für Ihre eigenen Belange hat. Wenn dieses Freundin sich bei Ihnen Dinge ausborgt und nicht zurückbringt und erwartet, dass Sie auch noch ihr Kind häufig hüten sollen, so mag irgendwann der Bogen überspannt sein, und Sie werden wütend. Auch hier ist die Wut positiv und schützend. Sie schützt Sie selbst davor in einer Beziehung, in der Geben und Nehmen nicht ausgewogen sind, zu verweilen und falsche Kompromisse zu machen.

Nicht in der Wut verharren

Wichtig ist, dass Sie nicht in der Wut verharren. Die heftigen Gefühle, die in der Wut auftauchen, dauern nicht ewig an. Nach dem Verrauchen der Wut sollten Sie mit Ihrem jeweiligen Beziehungspartner sprechen. Gefährlich ist es, wenn Sie aus Sturheit oder Stolz nicht über Ihren Schatten springen können und kein klärendes Gespräch führen. Sie haften dann an den Gedanken und Affekten an, die in der Wut verständlich waren, nach dem Verrauchen der Wut aber nicht mehr angemessen sind. Ein solches Anhaften kann zu Beziehungsabbrüchen und verletzendem Streit führen.

Trägheit

Das dritte – vermutlich wohlbekannte – Hindernis ist Trägheit, Faulheit, Bequemlichkeit und Unlust, sich anzustrengen. Trägheit lässt uns matt und dösig werden. In der Meditation sind wir dann schläfrig und ohne Begeisterung. Wenn wir der Trägheit nicht aktiv begegnen, kann sie zur Gewohnheit werden. Trägheit kann sich wie Mehltau über unser Leben legen und verhindern, dass wir aktiv am Leben teilnehmen. Wir sitzen bei schönem Wetter zu Hause, anstatt hinauszugehen, wir schauen stundenlang fern, statt Freunde zu treffen, wir bewegen uns zu wenig und verlieren den lustvollen und vitalen Kontakt zum eigenen Körpererleben.

Um der Trägheit zu begegnen, sind kleine Änderungen im Leben erfolgreicher als heroische, aber unrealistische Ziele. Bevor man einen Marathon laufen will, sollte man es zunächst mal schaffen, regelmäßig joggen zu gehen. Es sind viele kleine Schritte, die hilfreich sind. Es kann auch sinnvoll sein, verschiedene Aktivierungen zu kombinieren, zum Beispiel eine Nahrungsumstellung plus Übungen, die energie- und vitalitätssteigernd sind. Im Yoga gibt es recht umfassende Strategien, um Prana, die Lebensenergie, zu wecken und zu kultivieren. Ähnliches gilt für Chi Gong, Tai Chi und andere Körperübungen, die genau hier ihren Ansatz sehen.

Wenn Sie spüren, dass Sie träge und faul sind, so ist der erste Schritt, dass Sie diesen Geisteszustand erkennen und anerkennen, dass es jetzt so ist.

Unter Umständen wird Ihnen dadurch bewusst, wie erschöpft und ausgelaugt Sie sind. Sie gönnen sich dann vielleicht bewusst eine Stunde Schlaf oder ein warmes, erholsames Bad.

Den »inneren Schweinhund« auf Trab bringen

Wenn die Trägheit allerdings eher auf Disziplinlosigkeit und entsprechende Gewohnheiten zurückzuführen ist, so sind Strategien anzuraten, die den »inneren Schweinhund« aktivieren und mit ins Boot nehmen. Sie können zum Beispiel aufstehen und das Zimmer lüften und den Fernseher, Computer oder sonstige Geräte, die Sie zu passiven Konsumenten machen, ausstellen. Gerade moderne Medien sind sehr verführerisch. Wenn Sie schlapp und antriebslos sind, so sollten Sie etwas Körperliches machen, damit Sie »raus aus dem Kopf und rein ins Erleben« gelangen. Die Yoga-Übung »Der Sonnengruß« ist recht empfehlenswert, um Ihre Lebensenergien zu wecken, falls Sie gerade nicht ins Freie wollen oder können. Wer einen Garten hat, kann vielleicht Laub rechen, die Hecke schneiden oder Unkraut jäten. Wer das nicht kann, findet sicher andere Möglichkeiten, sich zu bewegen und zu aktivieren.

Klar ist, dass Trägheit nicht auf eine bequeme und mühelose Weise überwunden werden kann. Es bleibt immer wieder ein Kampf. Um der Trägheit zu begegnen, sollte man schon bereit sein, zumindest gelegentlich aus seiner persönlichen Komfortzone herauszukommen. Tatsächlich führt dieses Aufrappeln meistens zu guten Erfahrungen. Sie werden vermutlich schon oft die Erfahrung gemacht haben, dass Sie keine Lust hatten, abends noch etwas zu unternehmen, da Sie müde und erschöpft waren und Ihre Trägheit Ihnen zugeflüstert hat, dass es zu Hause auf dem Sofa viel schöner ist. Nachdem Sie aber im Theater oder bei Freunden, beim Sport oder im Kino waren, werden Sie hinterher in der Regel sagen, dass sich der Aufwand gelohnt hat und dass Sie einerseits durch die neuen Erfahrungen bereichert sind und andererseits aus dem Zustand der Trägheit herausgekommen sind.

Oft wird Ihnen auch Ihre innere Stimme sagen, was Sie gerade brauchen und wirklich wollen. Sie wird Ihnen vermitteln, was Ihnen guttut. Der positive Umgang mit der Trägheit kann dazu führen, dass Änderungen im Leben vorgenommen werden, die das Energieniveau langfristig steigern: Das Rauchen wird aufgegeben, es wird bewusster gegessen, Alkohol wird begrenzt. Es werden endlich die Dinge umgesetzt, von denen man weiß, dass sie unterstützend wirken: Teilnahme an einer Laufgruppe, eine Walkinggruppe, einem Yogakurs. Die Investition in diese Aktivitäten fördert die Vitalität und macht zudem Spaß.

Unruhe

Ein Mensch, der nie Ruhe findet und nie zufrieden sein kann – unabhängig davon, wo er sich aufhält oder was er tut, – leidet unter seiner inneren Unruhe und Getriebenheit. Da die Anspannung belastend ist und vielleicht auch schwer unserem eigenen Erleben oder unserer eigenen Person zugeordnet werden kann, werden Gründe dafür, dass man angespannt, unruhig und gehetzt ist, im Außen gefunden. Der Chef ist schuld, weil er zu viel verlangt, die Mutter ist schuld, weil sie unvollkommen war, die Lebensumstände wie Familie, Wohnung, Einkommenssituation sind schuld.

Die Unruhe hat in der Regel eine quälende und treibende Qualität, die von uns Perfektion, noch mehr Leistung, noch mehr Anstrengung und noch mehr Arbeit verlangt. Dadurch, dass immer etwas angestrebt und einem Ideal nachgejagt wird, ist Entspannung und Ruhe nicht wirklich möglich. Da die Arbeit niemals zur Zufriedenheit erledigt wird, entfällt auch die Freude an der eigenen Arbeit, der Stolz über das Geleistete und die Erholung nach der Anspannung. Es ist nie gut genug.

Leider können meditative Achtsamkeitsübungen schlecht gelingen, wenn kein Raum und keine Ruhe dafür gegeben werden. Vermutlich ist es erforderlich, auch hier nach Wegen zu suchen, wie das Spannungsgefühl nach und nach reduziert werden kann. Manchmal sind aktivere Techniken wie Gehmeditation anfangs einfacher als die Achtsamkeitsmeditation im stillen Sitzen.

Im achtsamen Tun zur Ruhe kommen

Ich kenne einen Mann, der aufgrund seiner Lebensgeschichte extrem getrieben und gereizt war. Er fühlte sich wie ein gejagtes Wild und konnte an keinem Ort, in keiner Beziehung, in keiner Arbeit Befriedigung finden. Anfangs fand er »die anderen« blöd und belastend und fand immer Gründe, weshalb wieder eine Freundschaft scheiterte oder Kritik vom Chef kam. Nach und nach verstand er aber, dass er große Mühe hatte, irgendetwas anzunehmen und zuzulassen. Er verstand, dass es sein eigenes Problem war und nicht an der Umwelt lag.

Er hatte schon immer viel Sport gemacht, »um nicht verrückt zu werden«. Er fing nun an, seinen Sport so zu gestalten, dass er nicht nur kämpferisch und kompetitiv gegen andere antrat, sondern sich dabei selbst spüren wollte. Er verknüpfte sein Joggen mit Atembeobachtung und übte sich darin, seine Gedanken beim Laufen zu zügeln und nur auf das Laufen zu lenken. Er entdeckte dann das Klettern und erlebte Momente absoluter Ruhe und Entspannung, wenn er am Fels unterwegs war und sich auf den nächsten Tritt konzentrierte. Da er langsam verstand, dass er einen Fokus brauchte, um seine Gedanken zu bündeln und zu beruhigen, interessierte er sich zunehmend für Meditation. Er fand es herausfordernd und spannend, längere 10-tägige strenge Meditationsretreats zu besuchen. Danach ging es ihm so gut, dass er wirklich für einige Wochen nicht mehr so gequält war. Er sagte: »Ich habe verstanden, dass ich aktiv etwas für meine innere Ruhe machen muss. Das ist irgendwie ein Widerspruch, aber so ist es bei mir. Seitdem ich das weiß und mich wirklich darum kümmere, geht es mir sehr gut.«

Zweifel

Der Zweifelnde zweifelt an sich selbst und anderen. Er zweifelt an seinem Tun und Lassen, an seinen Gedanken und seinen Zielen, an seinen Entscheidungen und seinen Überzeugungen. Nicht nur an sich selbst zweifelt und verzweifelt er oft, sondern auch an anderen, denen er nicht weniger misstrauisch begegnet als sich selbst. Es wird an der Übungsmethode, an der Therapiemethode, an dem Lehrer oder Therapeuten gezweifelt und, dadurch wird die jeweilige Übung und Technik nur unter Vorbehalt mit halbem Herzen ausgeführt. Natürlich bleiben damit auch Erfolge und Entwicklungen auf der Strecke. Es verändert sich nichts, was wiederum als Anlass genommen wird, noch mehr zu zweifeln.

Der Zweifelnde tut sich schwer damit, anderen Menschen zu vertrauen, neue Erfahrungen zu machen und sich wirklich auf eine Sache einzulassen. Oft probiert man etwas kurzfristig, wenn dann nicht gleich der große Erfolg eintritt, so meldet sich gleich der Zweifel, der suggeriert, dass die Strategie vielleicht nicht die richtige ist und dass man vielleicht auch etwas anderes ausprobieren könnte. Aufgrund dieser Vorbehalte und der mangelnden Bereitschaft zu einer neuen Erfahrung wird leider auch keine Veränderung oder Befriedigung von Bedürfnissen erfolgen. Der Mensch bleibt dann ein »Verdurstender mitten im Wasser«, der trinken könnte, es aber aus lauter Zweifel nicht macht.

Es ist schwierig, mit dem Zweifel zu arbeiten. Es ist nicht einfach, auch ihn als ein Produkt des eigenen Geistes zu erkennen.

Den fünf Hindernissen entgegenwirken

Da die Hindernisse nicht als Schwächen oder Versagen verstanden werden, fehlt die moralische Kategorie von Verurteilung und Bewerten, auch von Selbstverurteilung und Selbstabwertung. Man kann die Hindernisse wie all die vielen Widrigkeiten verstehen, die ein kleines Kind bewältigen und überwinden muss, bevor es laufen, sprechen oder Fahrrad fahren lernt. Alle diese neuen Erfahrungen sind zunächst mühsam und sind immer auch von Misserfolgen und Rückschlägen begleitet, und dennoch würde man diese Hindernisse in der kindlichen Entwicklung nicht negativ beurteilen oder das Kind deshalb als dumm und unfähig bezeichnen. Versuchen Sie doch einmal mit einer ähnlichen Haltung den psychischen Hindernissen zu begegnen, die Ihnen manchmal das Leben schwer machen, die aber – auch das kann schließlich eingeräumt werden – das Leben manchmal genussvoller, entspannter und abwechslungsreicher machen. Hier sei noch einmal an den mittleren Weg erinnert, der zwischen der Kapitulation vor den Hindernissen und der radikalen Bekämpfung liegt.

In der buddhistischen Geistesschulung wird den genannten Hindernissen etwas entgegengesetzt, das helfen kann, den Hindernissen zu begegnen und einen Umgang mit ihnen zu finden. Es sind die fünf Fähigkeiten, die uns auch zur Verfügung stehen und die geweckt, entwickelt und entfaltet werden können.

Mit der Entwicklung der fünf Fähigkeiten findet ein Veränderungsprozess statt, der dazu beiträgt, dass Sie sich entspannter, zentrierter, freier und authentischer fühlen.

Die fünf Fähigkeiten, die wir entwickeln sollten

Die fünf Fähigkeiten sind:

- Vertrauen
- Anstrengung
- Achtsamkeit
- Sammlung
- Weisheit

Wenn wir diese fünf Fähigkeiten bewusst entwickeln, können wir nach und nach lernen, den Zuständen von Leiden, Zweifel, von Unruhe und Negativität mit einer annehmenden, klugen und achtsamen Haltung zu begegnen. Wir aktivieren also unsere Ressourcen und etablieren positive Gegenkräfte, nämlich heilsame Geisteszustände. Wir können uns ein Instrumentarium erarbeiten, das uns helfen kann, wenn wir in schwierigen inneren Verfassungen sind und gerade dann diese heilsamen Kräfte besonders dringend brauchen.

Wichtig ist, darauf hinzuweisen, dass die Hindernisse, wenngleich sie im Zusammenhang der buddhistischen Geistesschulung als allgemeingültige universale Probleme dargestellt werden, immer auch individuelle lebensgeschichtliche Aspekte umfassen. Diese sind unterschiedlich gravierend und somit mit unterschiedlichen Methoden zu behandeln.

Bei schweren psychischen Problemen, die meist ausgeprägte Hindernisse nach sich ziehen, stehen ärztliche oder psychotherapeutische Maßnahmen und Strategien an erster Stelle vor spirituellen Methoden.

Spirituelle Methoden ersetzen keine nötige Therapie!

Folgende Hierarchie kann Ihnen dabei helfen, zu erkennen, in welchem System der Heilung Sie am besten aufgehoben sind:

- Eine Grundsicherung von Leib und Leben, von Wohnung, Einkommen und sozialer Sicherung steht am Anfang. Wenn diese gefährdet ist, sind soziale Probleme unausweichlich.
- Als Nächstes sollten psychische Probleme mit den jeweils angemessenen Methoden behandelt werden. Die Inanspruchnahme von fachärztlicher Hilfe und Psychotherapie wird als erster Schritt empfohlen
- Um die Einsichten der Therapie umzusetzen und einen gesunden und ausgewogenen Lebensstil zu pflegen, kann es sehr empfehlenswert sein, die Hindernisse und ihre Gegenmittel genauer kennenzulernen.

Vertrauen

Ohne Vertrauen können wir nicht leben. Schon bei unserer Geburt müssen wir vertrauen, dass es Hände gibt, die uns auffangen, Arme, die uns halten, Menschen, die uns lieben und sich um uns kümmern. Mit jedem Fläschchen Milch, mit jedem Brei, den wir essen, vertrauen wir darauf, dass unsere Eltern uns etwas Gutes geben und dass wir vertrauen können. Ein kleines Kind vertraut blind; und dieses Vertrauen rührt andere Menschen an, öffnet Herzen und ermöglicht eine gute Beziehung. Das Vertrauen ist ein wertvolles Geschenk, das vielleicht glücklicher macht als Leistung und Anstrengung. In Liebesbeziehungen erleben wir das, wenn wir uns einem anderen Menschen anvertrauen und uns auch durch das Vertrauen des Partners berühren lassen.

Neben dem Vertrauen in den anderen, ist auch das Vertrauen in sich selbst sehr wichtig. Auch hier kann das Beispiel des Kindes, das Sie einmal waren, unterstützen. Sie haben nicht aufgehört, sich immer wieder hochzuziehen, Ihre ersten stolpernden Schritte zu machen und immer wieder darauf zu vertrauen, dass Sie es schaffen können und irgendwann schaffen werden. Von irgendwoher haben Sie Ihre Überzeugung genommen, dass Sie wachsen, sich entwickeln und neue

Fertigkeiten erwerben werden. Dieser Wachstumsprozess hört mit der Kindheit nicht auf. In Ihrer Pubertät, im jungen Erwachsenenalter, bei der Ausbildung, in Ihren Beziehungserfahrungen und in all dem, was Sie in der Welt erlebt haben, haben Sie sich entwickelt, verändert und erweitert. Sie können darauf vertrauen, dass dieser Prozess niemals aufhört.

In buddhistischen Gesellschaften vertrauen die Menschen auf die drei Kostbarkeiten: Buddha, Dharma (die Lehre) und Sangha (die Gemeinschaft der Weggefährten). Diese Anker helfen ihnen, sich gegenseitig zu unterstützen und voneinander zu lernen und sich auf etwas hin zu orientieren, das ihnen wichtig und wertvoll ist und das als Ideal dient. Ein solches Vorgehen ist auch im Westen sinnvoll, so kann man sich beispielsweise einer Meditationsgruppe anschließen, um sich über die jeweiligen Hindernisse auszutauschen und zu ermutigen. Es ist ein bisschen wie beim Sport – man hat eine gewisse Motivation und Ziele, aber man erlebt auch Schwierigkeiten und Grenzen. Es ist einfacher, wenn man einen Coach oder Trainer und eine Mannschaft oder Trainingsgruppe hat. Der Trainer wäre in der Achtsamkeitspraxis ein Meditationslehrer, und die Mannschaft ist die Gruppe, die gemeinsam übt.

Anstrengung

Der Weg der Achtsamkeit ist keine Instant-Methode. Es ist ein langer, meist lebenslanger Weg, der Anstrengungsbereitschaft und Änderungsbereitschaft braucht. Es ist ein interessantes Phänomen, dass viele Menschen unter ihren Gedanken und Gefühlen sehr leiden und unbedingt wollen, dass sie von ihren quälenden psychischen Phänomenen erlöst werden.

Die Erlösung, nach der sie sich so sehr sehnen, wird aber nach außen projiziert. Man hofft, dass der gute Arzt die richtige Tablette findet, dass der gute Therapeut die richtigen Worte zur richtigen Zeit findet und dass sich dann das Leiden auflöst und für immer verschwindet. Selbst wenn jedem klar ist, dass solche Vorstellungen naiv und kindlich sind, so ist das Beharren auf Hilfe von außen recht typisch.

Vielleicht sind solche Vorstellungen auch auf unsere christliche Kultur zurückzuführen, in welcher der Mensch sündig ist und Gott die Sünden vergibt und in einem Gnadenakt Erlösung zuteilwerden lassen kann. In buddhistischen Kulturkreisen wird ein größerer Schwerpunkt auf das Vermögen der Menschen zur »Selbsterlösung« gelegt. Die Möglichkeiten, Chancen und Veränderungsmöglichkeiten sind dadurch größer und das Schicksal weniger festgelegt. Es wird allerdings erwartet, dass Sie die Mühe auf sich nehmen, sich zu erkennen, an sich zu arbeiten und Ihrem psychischen Erleben mit jeweils angemessenen und hilfreichen Strategien begegnen.

Mit Anstrengungsbereitschaft können wir bewusst dem Hindernis der Trägheit begegnen. Wir können entweder in einer Situation, in der Trägheit auftritt, bewusst wahrnehmen, dass jetzt eine gegenteilige Maßnahme sinnvoll und hilfreich ist – und dies dann auch tun. Oder wir lassen die Trägheit zu, geben ihr etwas Raum, damit wir uns erholen und entspannen, aber kultivieren dann in weniger erschöpften Phasen bewusst Aktivität und Anstrengung.

Achtsamkeit

Achtsamkeit haben wir auf den vorausgehenden Seiten schon kennengelernt. Wenn Achtsamkeit in diesem Kontext nun als Fähigkeit dargestellt wird, so wird betont, dass es sich dabei um eine Qualität des Erlebens und Wahrnehmens handelt, die hilfreich und verändernd ist. Sie kann die Hindernisse erkennen, den inneren Raum für das Zulassen der Wahrnehmung und der damit verbundenen Gefühle öffnen und sie kann auch erkennen, was wir in den Momenten, in denen wir mit den Hindernissen verstrickt sind, vielleicht brauchen.

Da die formelle Achtsamkeitspraxis auch mit der Entwicklung von Stetigkeit, Kraft, Vertrauen in sich selbst und Sammlung einhergeht, fördert die Praxis der Achtsamkeit alle fünf Fähigkeiten und ist somit als die wichtigste Praxis einzuordnen.

Sammlung

Die Entwicklung von Sammlung ist auch schon ausführlich beschrieben worden. Ihre Kultivierung geht der Achtsamkeitspraxis meist voran. Mit Übung von Konzentration und »einspitziger Wahrnehmung« wird den Tendenzen zur Zerstreuung, Veräußerlichung und Unruhe die Konzentration, die Bündelung der Energie und die Sammlung der Kräfte entgegengesetzt. Es folgt hier noch einmal eine Übung, die der Entwicklung von innerer Sammlung und Konzentration dient. Sie fokussiert den guten Sitz und »die Ankunft im eigenen Körper«.

Übung

Heimkommen zu sich selbst

Bitte setzen Sie sich aufrecht und zugleich so entspannt wie möglich auf einen Stuhl oder auf Ihr Meditationskissen bzw. Ihr Meditationsbänkchen. Richten Sie Ihre Aufmerksamkeit zunächst auf Ihren Sitz. Ist alles so weit in Ordnung: der Platz, die Temperatur, Ihre eigene Kleidung? Achten Sie beispielsweise darauf, dass der Gürtel Sie nicht einengt, dass der Hosenknopf Sie nicht zwickt und dass Sie nicht frieren. Nachdem Sie die äußeren Umstände so geregelt haben, dass Sie ungestört sind und gut sitzen, lenken Sie Ihre Aufmerksamkeit nach innen.

Richten Sie Ihre Aufmerksamkeit auf Ihre Stirn, auf Ihre Augen und auf Ihre Schläfen. Ist Ihre Stirn angespannt und gerunzelt oder glatt?

Richten Sie Ihre Aufmerksamkeit auf Ihre Augen und Augenlider. Lassen Sie Ihre Augen etwas nach innen in die Höhlen zurücksinken.

Nehmen Sie Ihr ganzes Gesicht bis zu den Schläfen und Ohren wahr. Entspannen Sie Ihre Züge und lösen Sie die Muskulatur. Spüren Sie Ihre Kiefer-, Mund- und Zungenmuskulatur und lassen Sie locker. Spüren Sie nun von den Kiefergelenken ausgehend bis zu Ihrer Schädelbasis, dorthin wo Ihr Kopf auf dem obersten Wirbelknochen der Halswirbelsäule ruht. Bewegen Sie Ihren Kopf zart und spüren Sie die Halsmuskulatur. Nehmen Sie sich etwas Zeit, um die Position Ihres Kopfes zu finden, die sich richtig anfühlt. Der Nacken sollte möglichst gestreckt sein und der Kopf zwischen den Schultern ruhen. Gleiten Sie nun mit Ihrer Aufmerksamkeit die Wirbelsäule entlang nach unten und spüren Sie Ihre Schulterblätter. Lassen Sie diese sanft nach unten und hinten sinken. Lassen Sie auch die Anspannung im Bereich der Schultern und der Schulterblätter ein wenig los.

Spüren Sie Ihre Schultern, Arme und Hände und achten Sie besonders auf die Wahrnehmung in Ihren Fingerspitzen.

Gehen Sie mit der Aufmerksamkeit weiter nach unten in den Beckenbereich und spüren Sie Ihren Beckenraum mit allen Empfindungen. Spüren Sie, wie Ihr Schwerpunkt im Becken liegt und Ihnen Stabilität gibt.

Schließlich gehen Sie mit Ihrer Aufmerksamkeit in Ihre Ober- und Unterschenkel sowie Füße und verweilen in der Wahrnehmung Ihrer Zehenspitzen.

Nachdem Sie sich so in Ihrem Körper verankert haben (Sie können diese Übung bei Bedarf einige Male wiederholen), wenden Sie sich Ihrem Atem zu und beobachten die Atembewegung von einer Körperstelle aus, wo sich der Atem gut beobachten lässt (Bauchdecke, Brustraum, Naseneingang).

Nun gönnen Sie sich die Ruhe und das allmähliche Hineinsinken in das Erleben von Stille und Sammlung. Führen Sie die Atembeobachtung circa 10–15 Minuten fort.

Weisheit

Durch Entwicklung von Verständnis und Einsicht, die sowohl durch die Achtsamkeitspraxis als auch durch theoretische Auseinandersetzung mit der Thematik entsteht, wächst langsam das Erkennen. Wir erkennen immer häufiger, wenn wir im Autopilot-Modus sind, wir erkennen, wie wir auf Situationen reagieren, wir erkennen, woran wir leiden und welchen Zweck unsere Abwehr gegen bestimmte Gefühle hat. Wir erkennen immer mehr, wie unser Geist funktioniert und dass unsere Gedanken nur Gedanken und keine Tatsachen sind. Schließlich erkennen wir, wie Abwehr und Anhaften, wie das Leugnen von Unbeständigkeit und das Klammern an einem autonomen Ich unser Leiden schafft. In einem meist jahrelangen oder jahrzehntelangen Prozess kann Weisheit wachsen und unser Tun und Lassen begleiten. Für diesen Prozess der Erkenntnis und Einsicht kann man sich Zeit lassen. Wie ein Apfelbaum, der langsam wächst und Früchte entwickelt, so dauert es seine Zeit, bis sich Weisheit entfaltet.

Mitgefühl mit sich und anderen entwickeln

Es ist das erklärte Ziel des achtsamen Lebensweges, Mitgefühl mit sich selbst und anderen zu entwickeln. Als viele tibetische Mönche bei den kommunistischen Säuberungsaktionen nach der Machtübernahme der Chinesen in Gefängnisse kamen und brutal gefoltert wurden, haben sie diese schlimme Erfahrung oft mithilfe der Mitgefühlsmeditation überstanden. Sie haben anderen – oft sogar ihren Peinigern – von ganzem Herzen gewünscht, dass diese glücklich und frei von Leid sein mögen. Durch diese Haltung und Übung konnten sie der Verzweiflung und Verbitterung etwas entgegensetzen. Das hat ihnen selbst geholfen, diese Situation zu überstehen und ihre eigene Gemütsruhe, Heiterkeit und Liebesfähigkeit nicht einzubüßen.

Jeder Mensch kann mitfühlen

Seit einigen Jahren gibt es ein starkes Interesse von Hirnforschern an Meditation und der Veränderung des Gehirns durch Meditation. Man hat festgestellt, dass die Hirnwellen durch Meditation synchronisiert werden und dass andere Arten von Hirnwellen auftauchen, die nur in der Meditation nachweisbar sind. Man hat beispielsweise auch festgestellt, dass die Gehirne von ganz normalen Menschen, die einen 8-wöchigen Achtsamkeitskurs besucht haben, am Ende der zwei Monate eine Verdichtung der grauen Substanz in dem Hirnareal entwickelt haben, das für das nach innen gerichtete Körpererleben und die Entwicklung von Achtsamkeit zuständig ist.

Anhand von Hirnscan-Untersuchungen an tibetischen Mönchen konnte erkannt werden, dass weitere unterschiedliche psychische Aspekte wie zum Beispiel Wachheit, Konzentration, Achtsamkeit, Körperwahrnehmung, Liebe in langjährigen Übungen entwickelt worden waren und im Scan gut darstellbar waren. Am stärksten aber war ihre Fähigkeit, Mitgefühl zu entwickeln, ausgebildet. Warum hatten sie diese Meditationstechnik so intensiv geübt? Welchen tieferen Sinn hat diese Übung und warum ist sie von so großer Bedeutung in den Traditionen des Mahayana Buddhismus, in welchem jeder Praktizierende täglich gelobt, Mitgefühl zu entwickeln und die »Lebewesen zu retten«.

Wir haben eine »soziales Gehirn«

Es ist eine interessante neurobiologische Erfahrung, dass der Geisteszustand, den man in Bezug auf andere entwickelt, auch auf einen selbst zurückwirkt. Wer zum Beispiel anderen mit echter Freundlichkeit begegnet, wird sich selbst auch als freundlich erleben. Wer andere mag und liebt, wird diese Erfahrung von Zuneigung und Liebe auch in Bezug auf sich selbst entwickeln. Es gibt unterdessen klare Forschungsergebnisse, die belegen, dass wir als soziale Wesen, die wir nun mal sind, auch so etwas wie ein »soziales Gehirn« haben. Es ist in der Regel normal, dass Menschen mit Anteilnahme auf andere Menschen reagieren. Sie können sogar spüren, was der andere fühlt, wenn sie sich auf dieses einfühlende Verstehen einlassen. Dieses soziale Verstehen funktioniert auch bei Tieren, die uns ähnlich sind, zum Beispiel Affen. Wenn ein Affe den anderen beim Bananenessen beobachtet, sind bei beiden die gleichen Gehirnareale aktiv. Der Beobachter isst also gedanklich mit. Auch wir fühlen direkt mit, was andern widerfährt: Stößt sich unser Kind, tut es uns auch weh, jubelt ein Freund vor Glück, strahlen wir automatisch mit ihm.

Es scheint uns Menschen somit im Grunde leichtzufallen, Mitgefühl mit anderen zu verspüren. Es liegt in unserer sozialen Natur, andere Menschen tatsächlich zu verstehen und mit ihnen mitzufühlen.

Das kann man schon bei Kleinkindern beobachten, die zum Beispiel auf eine Warze im Gesicht einer anderen Person mit Interesse und Anteilnahme reagieren und das »Aua« berühren wollen.

Leider wird die Menschen innewohnende Güte in unserer Gesellschaft zu wenig gefördert. Im Gegenteil: Durch Unwissenheit, falsche Erziehung, Bindungsstörungen von Eltern und ein konkurrenzorientiertes Sozialsystem wird vieles zerstört. In einer Gesellschaft, in der Menschen vorrangig nach ihren Leistungen beurteilt werden, ist ein aufeinander bezogener Umgangsstil nicht die Regel. Kinder werden oft schon früh bewertet, verglichen und auf Leistung gedrillt. Dadurch kann sich ihr Potenzial an Freundlichkeit und Verbundenheit nicht in dem Maße entfalten, wie es möglich wäre.

Das Problem des Selbsthasses

Wer früh gelernt hat, dass er Anerkennung vorrangig über Leistung erfährt, wird vieles tun, um gute Leistungen zu erzielen, um gut, besser, am besten zu sein. Es ist überhaupt nichts gegen gute Leistungen einzuwenden – im Gegenteil – das Problem ist aber der Vergleich, der häufig mit Leistungen verbunden wird. Es gibt Schulen, Sporteinrichtungen und sogar künstlerische Institutionen, wo täglich eine Rangliste der Schüler oder Studenten aushängt, damit man erkennt, auf welchem Platz man steht. Diese Pädagogik meint, dass damit Leistungen verbessert werden, da der Vergleich anspornt. Dies trifft bei manchen Schülern durchaus zu, bei anderen werden aber diese Erfahrungen dazu führen, dass sie die Bewertungen auf ihre Person beziehen. Sie denken nicht »Ich habe die Mathematikaufgabe nicht verstanden«, sondern: »Ich habe die Mathematikaufgabe nicht verstanden, weil ich blöd bin.« Sehr schnell werden Leistungsbeurteilungen auf die eigene Person übertragen: »Ich bin unfähig, ich bin schlecht, ich bin ein Versager.« Mit solchen selbstabwertenden Urteilen und selbstkritischen Meinungen gehen eine Fülle von weiteren Gefühlen, Gedanken und Konzepten einher. Diese können schließlich dazu führen, dass man sich selbst ablehnt oder sogar hasst.

Man fühlt sich verantwortlich für Dinge, die man nicht beeinflussen kann, wie zum Beispiel Unglückserfahrungen oder Schicksalsschläge. So fühlen sich Angehörige manchmal schuldig, wenn ihre alten Eltern sterben oder wenn ihre Kinder ihren eigenen Weg gehen. Die Erfahrungen werden jeweils einem Ich zugeordnet, von dem erwartet wird, dass es alles macht, kann oder kontrolliert.

Aufgrund der Tendenz des Egos, die jeweiligen Erfahrungen sich selbst zuzuschreiben, entsteht nicht selten das Gefühl von Unzulänglichkeit und Schuld, wenn die Dinge nicht so gut laufen.

Dies ist aber ein fundamentaler Irrtum. Kein Mensch kann verhindern, dass er manchmal leidet, dass er manchmal unzulänglich ist und manchmal nicht so ist, wie er gerne wäre. Die Vorstellung, immer seines Glückes Schmied zu sein und immer erfolgreich, stark und unverwundbar zu sein, ist eine Illusion. Wir hängen ihr an, weil sie eine Scheinsicherheit vermittelt, auf die wir ungern verzichten. Das Gefühl der eigenen Wichtigkeit, der Bedeutung und der Kontrolle ist uns so viel wert, dass wir dafür sogar viel Unglück in Kauf nehmen. Wenn wir aber unser Leid weniger individuell, sondern eher universell – im Sinne der Vier Edlen Wahrheiten – verstehen, können wir anders damit umgehen. Dies bietet uns einen Ausweg aus dem Erleben von Unzulänglichkeit und Selbsthass.

Selbstmitgefühl entwickeln

Selbstmitgefühl umfasst Freundlichkeit sich selbst gegenüber, Achtsamkeit und das Wissen darum, dass alle Menschen mit den gleichen Grunderfahrungen konfrontiert sind. Jeder Mensch leidet manchmal darunter, dass er nicht bekommt, was er will, oder nicht so ist, wie er gerne wäre. Jeder Mensch muss Zumutungen erleben, die belastend sind. Jeder Mensch wird irgendwann alt und erlebt Krankheit und Tod. Diese universelle Erfahrung verbindet uns mit unseren Mitmenschen. Sie verdeutlicht aber auch, dass unser Leiden einfach unvermeidlich ist und zum Leben gehört, wie die Blätter zum Baum. Was hat diese allgemeine Tatsache aber mit dem individuellen Leben und den persönlichen Problemen zu tun?

Freundlich zu sich selbst sein

Wenn es persönliche Schwierigkeiten gibt, neigen viele Menschen dazu, zum Unglück noch (als »zweiten Pfeil«) Selbstkritik und Selbstabwertung beizusteuern. Dadurch wird die Situation noch schwieriger und Kummer und Leid werden verstärkt. Freundlich zu sich selbst sein heißt, dass man diesem Automatismus nicht folgt, sondern innehält und die Strategie der Freundlichkeit bewusst anwendet. Wir erkennen an, dass es kein Leben ohne Leiden gibt und dass es keine perfekten Menschen gibt. Die Probleme werden dabei nicht ignoriert oder geleugnet, sondern wir betrachten sie, möglichst ohne zu werten, als unvermeidbare Tatsache des Lebens, die wir anerkennen. Wir erkennen auch unsere Gefühle wie Schmerz, Scham und Ärger, die die Situation begleiten, an und betrachten sie mit Freundlichkeit. Statt uns zu geißeln und zu verurteilen, kümmern wir uns um diese Gefühle. Das hilft uns dabei, die belastende Situation bestmöglich zu bewältigen.

Wie es einer Freundin erging, als sie als Ärztin Krebs bekam

Eine Freundin von mir ist eine äußerst engagierte und beliebte Allgemeinärztin, die mehr für ihre Patienten unternahm als die meisten anderen Kollegen. Sie sah es als ihre Verpflichtung an, Hausbesuche – auch am Wochenende – zu machen, da für sie ihr Beruf wirklich Berufung war. Sie war erstaunlich leistungsfähig und psychisch ausgeglichen – die Dankbarkeit ihrer Patienten war ihr viel wert – mehr schien sie nicht zu brauchen. Neben ihrem Beruf und ihrer Familie (sie hatte einen Mann, drei Kinder und eine Schwiegermutter im Haus) liebte sie das Musizieren in einem kleinen Kammerorchester in ihrem Ort und ihren Hund – einen Mischling unklarer Rasse. Alles war gut, bis sie eines Tages erfuhr, dass sie Brustkrebs hatte.

Dieser Befund passte überhaupt nicht in ihr Weltbild. Bislang waren es die anderen gewesen, die krank und bedürftig waren. Sie selbst war die tüchtige Ärztin und Expertin, die leistungsfähig und belastbar war. Sie war die Helferin, die anderen beistand, die aber selbst wenig beanspruchte.

Bisher war sie immer die Helferin ...
Die Erkrankung mit all ihren Folgen wie Praxisschließung für unbestimmte Zeit, Chemotherapie, Verlust von Haaren und Energie sowie der ungewissen Zukunft war ein Schock. Sie erfuhr, dass es eine völlig andere Situation ist, wenn man selbst betroffen ist. Natürlich wusste sie theoretisch sehr gut über ihre Krankheit Bescheid, aber das half ihr nichts. Sie litt und klagte und war hilflos. Manchmal schämte sie sich sogar und sagte: »Ausgerechnet mir als Ärztin muss das passieren«, bisweilen schien sie sich sogar Vorwürfe zu machen, dass sie erkrankt ist – fast so als sei sie dafür verantwortlich.

Im Krankenhaus und der nachfolgenden Rehabilitationsklinik lernte sie viele Menschen kennen, die auch eine Krebserkrankung hatten. Bei verschiedenen Gesprächen und Spaziergängen tauschte sie sich aus und erkannte, dass »die anderen«, die, die sie früher vielleicht als Patienten behandelt hätte, ähnliche Gedanken und Fragen wie sie selbst hatten. Sie verstand, dass sie nun nicht mehr über den Patienten stand, sondern eine von ihnen war. Sie erfuhr, wie andere mit ihren Sorgen umgingen und sie erlaubte sich immer mehr, auch eigene Ängste, Unsicherheiten und Fragen zuzulassen. Fast schien es so, als würde sie nun von den Kranken lernen und sei nicht mehr die wissende Expertin.

... jetzt brauchte sie selbst Hilfe
Indem sie aus ihrer alten Rolle heraustrat und nicht mehr gegen die Krankheiten kämpfte, sondern ihre eigene Erkrankung als Teil ihres Schicksals annahm, wurde sie weicher und ruhiger. Sie war nicht mehr die patente Macherin, sondern ließ sich Zeit; Zeit für ihre Genesung, Zeit für die Erfahrungen, die sie nun machte, Zeit für neue Freundschaften und für die Bedürfnisse, die sie in den letzten über-

Schenken Sie sich Selbstmitgefühl, wann immer Sie es brauchen. Legen Sie Ihre Hand aufs Herz und lassen Sie das Empfinden von Licht und Liebe zu. Geben Sie sich die Zuwendung, die Ihnen guttut.

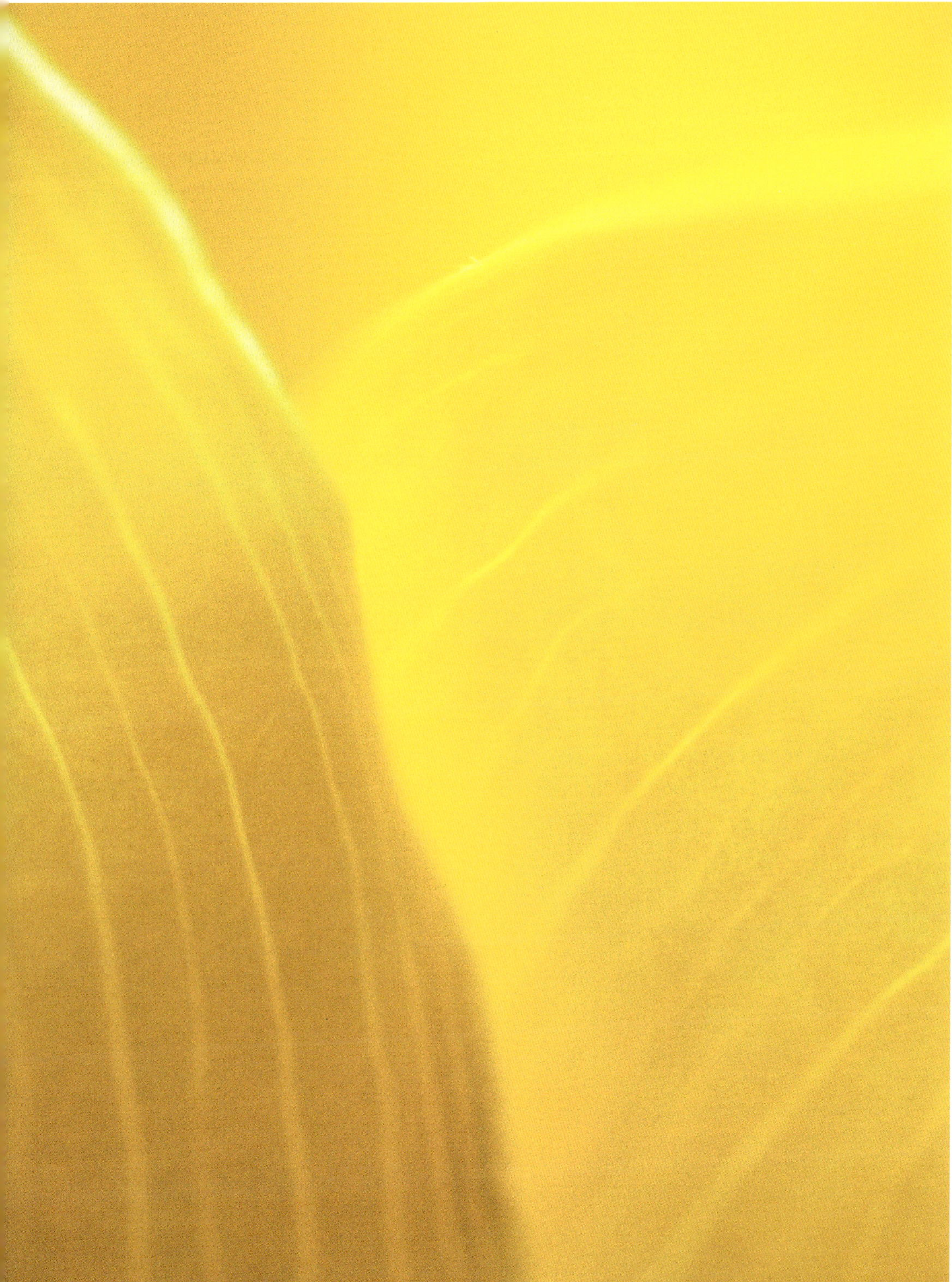

vollen Jahren nicht wahrnehmen konnte. Ihr Mann sagte ihr in dieser Zeit, dass er sie mehr liebe als je zuvor, da sie wieder so offen und zärtlich geworden sei, wie in der Zeit, als sie jung war. Sie erkannte selbst, dass es in ihr eine ganz weiche und zarte Seite gab, die sie in den letzten Jahren kaum noch gespürt hatte.

Nach 7 Monaten Pause öffnete sie ihre Praxis wieder. Sie liebte ihren Beruf noch genauso sehr wie zuvor, aber es war ein wenig mehr Verständnis und Ruhe in ihrem Tun zu beobachten. Sie reduzierte ihre Arbeitszeit und erzählte ganz offen, dass sie sich etwas mehr schonen wolle, dass sie krank gewesen war. Ihre Patienten reagierten sehr positiv darauf.

Vermeintliche Unzulänglichkeit

Wer streng über sich urteilt und glaubt, dass er besonders unzulänglich sei, erlebt sich meist als isoliert und ausgegrenzt. Dort sind »die anderen«, die besser, beliebter und erfolgreicher sind, hier hingegen ist man selbst – blöd, unbeliebt und ganz allein. Eine Zweiteilung entsteht, in der man sich selbst übermäßig negativ bewertet und »die anderen«, die vermeintlich ohne Schwierigkeiten durchs Leben segeln und immer nur Sonnenschein kennen, als vom Schicksal bevorzugt erlebt. Die eigenen Probleme erscheinen als eine Zumutung oder Ungerechtigkeit, die nicht fair ist und gegen die man sich empört zur Wehr setzt. Wie ein 88-jähriger Mann, der im Sterben lag, und klagte: »Warum ausgerechnet ich?«

Wenn es Ihnen in Momenten der Belastung gelingt, daran zu denken, dass Sie mit Ihren Schwierigkeiten meist in bester Gesellschaft sind und dass vieles – mehr oder weniger – von den meisten Mitmenschen genauso erlebt wird, dann können Sie zu der Dramatik des Leidens etwas Abstand finden.

Übung

Selbstzuwendung in der akuten Krise

Wenn Sie akuten Stress oder körperliches bzw. seelische Leid erleben, dann vergegenwärtigen Sie sich in dieser Situation, dass Sie gerade jetzt einen Moment der Belastung und des Leids erleben. Nehmen Sie diesen Moment zum Anlass, um sich selbst mit Mitgefühl zu begegnen und Verständnis für den leidenden Menschen, der Sie manchmal auch sind, aufzubringen. Nehmen Sie diesen Moment bewusst wahr. Atmen Sie einige Male bewusst ein und aus und legen Sie Ihre Hand über Ihr Herz oder legen Sie Ihre Arme liebevoll um sich selbst und sagen Sie sich bewusst und deutlich:

- »Dies ist ein Moment des Leidens.«
- »Leiden gehört zum Leben.«
- »Ich möchte jetzt freundlich zu mir sein.«
- »Ich möchte das Mitgefühl mit mir selbst entwickeln, das ich jetzt brauche.«

Achtsamkeit für das eigene Leid

Achtsamkeit in Anbetracht von Stress und Leid bedeutet, dass ich mich in einem solchen schwierigen Moment nicht kritisiere, beschimpfe oder der Unzulänglichkeit bezichtige, sondern dass ich mich dem Schmerz mit einer Haltung von Mitgefühl und Anteilnahme zuwende. Ich nehme bewusst wahr, dass ich jetzt einen Moment von Schmerz und Leid erfahre. Dies erfordert wiederum einen Moment des Innehaltens und des Gewahrseins. Ich werde mir gewahr, dass gerade jetzt dieses schwierige Erleben stattfindet und dass ich selbst ein Mensch bin, der – gerade wenn er leidet – besonders viel Mitgefühl und Zuwendung verdient hat. Durch diese Hinwendung zu mir selbst als leidenden Menschen erfolgt ein emotionaler Abstand zum Problem. Damit habe ich einen Schritt getan, um das Problem besser zu verstehen und Lösungswege zu suchen.

Selbstmitgefühl ist kein Selbstmitleid!

Menschen, die es nicht gewohnt sind, sich selbst mit Mitgefühl oder Liebe zu begegnen, erleben eine solche Übung vielleicht als schwierig, peinlich oder zu intim. In solchen Fällen ist es vermutlich leichter, dieses Gefühl auf jemand anderen zu lenken: Sie können sich eine andere Person vorstellen und sich darüber klar werden, dass diese Person auch manchmal Probleme hat, manchmal traurig ist und manchmal unglücklich ist. Sie können anerkennen, dass dieser Mensch unter den Umständen leidet und es nicht leicht hat und Sie können ihm von ganzem Herzen Anteilnahme und Verständnis zuteilwerden lassen, verbunden mit dem Wissen darum, wie es sich anfühlt, wenn man unglücklich ist.

Mitgefühl führt nicht zu einem hektischen Handlungsdruck, sondern entlastet ungemein. Sie müssen das Leiden nicht aus der Welt schaffen oder die Probleme sofort lösen, sondern Sie öffnen sich diesem Gefühl der Hinwendung, des Verstehens und der Anteilnahme.

Gerade in helfenden Berufen kann diese Haltung aus der Falle des Helfersyndroms führen. Natürlich wird man aktiv und unterstützt, aber der Größenwahn, dass man das Leid aus der Welt schaffen kann, kommt nicht auf, und damit auch die Überforderung, dies leisten zu müssen, entfällt.

Selbstmitleid ist egozentrisch

Selbstmitleid ist etwas deutlich anderes als Selbstmitgefühl. Im Selbstmitleid versinken wir in einem Strudel von negativen Gefühlen und erleben uns als besonders arm dran und besonders isoliert. Im Selbstmitleid dreht sich alles nur um uns selbst – die Tatsache, dass es anderen ähn-

Übung

Selbstmitgefühl entwickeln

Bitte setzen Sie sich in eine aufrechte und gerade Haltung. Spüren Sie Ihren Körper, spüren Sie Ihren Atem und stellen Sie sich vor, wie Sonne auf Sie scheint und Sie erhellt.
Öffnen Sie sich vor allem im Bereich Ihres Herzens und Ihres Brustraumes und spüren Sie, wie die Helligkeit und Wärme Sie von innen erfüllt.
Spüren Sie, dass es dieses Gefühl von Wärme und Freundlichkeit in Ihnen gibt und sagen Sie zu sich selbst:

- »Möge ich glücklich sein.«

Vielleicht formulieren Sie diesen Satz auch anders, so wie er zu Ihnen persönlich passt. Vielleicht:

- »Ich bin es wert, dass er mir gut geht.«
- »Ich darf glücklich sein.«
- »Ich wünsche mir selbst aufrichtig, dass ich glücklich bin.«

Während Sie sich diesen intimen Kontakt mit sich selber gestatten, können sie die Hand auf Ihr Herz legen und sich auf diese Weise Zuspruch, Zuneigung und Zuwendung zukommen lassen.
Im nächsten Satz wünschen Sie sich – wieder mit der Formulierung, die zu Ihnen persönlich passt –, dass Sie ein Leben ohne Gefahren haben mögen. Es ist ein Wunsch, der Stabilität und Sicherheit vermittelt. Auch hier gibt es verschiedene Varianten:

- »Möge ich frei von Gefahren leben.«
- »Mögen meine Wege beschützt sein.«
- »Ich möchte mich sicher und geborgen fühlen.«

Der dritte Satz beinhaltet den Wunsch nach Gesundheit (mit verschiedenen Formulierungen):

- »Möge ich gesund sein.«
- »Ich wünsche mir Gesundheit und Wohlergehen.«
- »Ich möchte für meinen Körper und Geist Sorge tragen.«

Der letzte Satz umfasst den Wunsch nach Freiheit und Leichtigkeit:

- »Möge ich frei sein.«
- »Möge ich unbeschwert leben.«
- »Ich wünsche, in Freiheit zu leben.«

Sprechen Sie diese vier Wünsche laut oder leise aus und üben Sie in den nächsten Tagen immer wieder, eine Form zu finden, die zu Ihnen passt.
Die klassisch buddhistische Formel lautet:

- »Möge ich glücklich sein.«
- »Möge ich frei von Gefahren sein«.
- »Möge ich gesund sein«.
- »Möge ich frei und unbeschwert sein.«

lich geht und dass man nicht alleine mit diesen Gefühlen ist, wird ignoriert. Somit ist Selbstmitleid ein eher egozentrisches Gefühl, das manchmal mit dem Empfinden einhergeht, dass es niemand anderen so schlecht geht und dass niemand so sehr leidet, wie man selbst. Im Selbstmitgefühl wird jedoch im Gegensatz dazu immer die Perspektive auf andere Menschen gelenkt und mit Mitgefühl daran gedacht, dass alle Menschen und eigentlich alle Lebewesen Gefühle haben, Schmerzen haben und leiden müssen. Dadurch entwickelt sich ein Gefühl von Verbundenheit mit allem, was lebt.

In einer persönlich schwierigen Situation kann die Übung der liebenden Güte (Metta-Meditation) hilfreich sein. Sie haben Sie bereits in einer Variante kennengelernt (s. Seite 111). In der Übung auf S. 148 geht es darum, sich explizit und ganz bewusst und aufrichtig Glück, Sicherheit und Geborgenheit, Gesundheit und Freiheit zu wünschen. Unterdessen wissen Sie ja, dass wirkliches Wünschen wirklich hilft.

Den eigenen Weg finden

Ideale sind ein Leuchtturm, kein Hafen.

»Der Geist ist willig, doch das Fleisch ist schwach« – dieser Vers stand schon in der Bibel und ist heute nicht minder gültig. Das Wissen darum, wie man leben sollte, und die Schwierigkeit, den idealen Ansprüchen gerecht zu werden, ist ein Spannungsverhältnis, in welchem sich Menschen immer befinden. Die gilt natürlich auch für Menschen, die versuchen, Achtsamkeit zu praktizieren, und die sich Mühe geben, der Getriebenheit und Gehetztheit des Alltagslebens etwas entgegenzusetzen. Natürlich gelingt das nicht immer und es gelingt auch nicht immer, innezuhalten und bewusst wahrzunehmen, wie man sich gerade fühlt. Es gelingt nicht immer, in einem akzeptierenden Kontakt mit den eigenen Wahrnehmungen, Gefühlen und Gedanken zu sein.

Manchmal wird man einfach keine Lust haben zu meditieren, man wird vielleicht auch keine Lust haben, innezuhalten und seine eigenen Spannungen, seine Unzufriedenheit, seine Bedürftigkeit wahrnehmen zu wollen. Das ist menschlich und vollkommen legitim. Das Bedürfnis nach Erlebnisvermeidung ist oft sehr stark und hat seine Legitimation darin, sich zu schützen oder zu schonen. In manchen Situationen ist ein solches Schonverhalten angemessen, wenngleich es die Probleme natürlich nicht löst.

Es ist völlig in Ordnung, manchmal bewusst nicht achtsam zu sein, sondern sich auf seine persönliche Art und Weise abzulenken, zu beruhigen, auszusteigen und zu entspannen. Dazu gehören vielleicht auch Ablenkungs- und Abstumpfungsstrategien, die nicht ideal sind, wie zum Beispiel Fernsehen, Computerspielen, zu viel Essen oder Trinken oder irgendwo versumpfen. All das ist in Ordnung, wenn man sich solche Auszeiten bewusst gönnt. Wichtig ist aber, dass man weiß, dass es zu diesem »Abhängen« und sich selber abschalten auch eine Alternative gibt. Man kann sich somit ganz bewusst dafür entscheiden, nicht achtsam zu sein. Indem man diese Entscheidung bewusst trifft, ist man – paradoxerweise – wieder achtsam.

Das Gesetz von Ursache und Wirkung

Achtsamkeit gilt als ein wichtiger Bestandteil des Achtfachen Pfades. Neben der Achtsamkeit werden auch andere Aspekte einer gelingenden und guten Lebensführung gelehrt, wie z. B. rechtes Denken, rechtes Handeln, rechter Lebenserwerb, Weisheit, Konzentration. Das aktive Bemühen darum, ein achtsames und gutes Leben zu führen, kann tatsächlich die Bewusstheit in verschiedener Hinsicht steigern und somit kann die Wahrnehmung ökologischer oder sozialer Probleme wachsen. Es ist eben nicht egal, wie man miteinander umgeht und welche Auswirkungen Gedanken, Tatabsichten und Handlungen haben. Nach dem Gesetz von Ursache und Wirkung (Karma) bleiben Gedanken und Handlungen nie ohne Folge. Unachtsame, nachlässige, bösartige Gedanken und Handlungen werden sich mit Sicherheit auswirken.

Deshalb lohnt es sich, auf die eigenen Gedanken und Taten zu achten und die Kette von Ursache und Wirkung im Blick zu haben und beispielsweise positive Gedanken kultivieren zu lernen.

Dennoch: Eine rigide und zwanghafte Beachtung dieser Aspekte kann unter Umständen auch zu einem rechthaberischen Moralismus, zu einer Einschränkung von Flexibilität und Natürlichkeit führen. Somit ist es sinnvoll, auch hier auf den mittleren Weg zu achten und zwischen den beiden Extremen von Genuss, Entspannung und Erholung auf der einen Seite sowie Selbstzucht, Bewusstheit und Beachtung der moralischen Kategorien den eigenen persönlich stimmigen Weg zu finden. Auch Buddha hat nach seinen extremen Erfahrungen von Hedonismus und Askese den mittleren Weg für sinnvoll befunden, da er den Menschen am besten entspricht. Es geht darum, beide Aspekte zuzulassen, nämlich dass man manchmal Lust hat und manchmal keine Lust hat, manchmal will und manchmal nicht will, manchmal kann und manchmal nicht kann. Ein Ausweg aus dem Dilemma, in dem Menschen manchmal stecken, ist die Lehre von den zwei Wahrheiten. Die besagt, dass jeder Mensch perfekt ist und kein Mensch perfekt ist.

Jeder Mensch ist perfekt

Im Buddhismus wird vermittelt, dass jeder Mensch von Geburt an perfekt ist. Er ist genau so richtig und gut, wie er ist. Er muss nicht ununterbrochen daran arbeiten, anders, besser, erfolgreicher oder perfekter zu sein, sondern kann sich entspannen und sich selbst annehmen, wie er ist. Diese Überzeugung ist im christlichen oder europäischen Kulturraum nicht selbstverständlich. Dort gibt es die Lehre von der Erbsünde und dass Menschen hart daran arbeiten sollen, besser zu werden, als sie sind. Auch im asiatischen Kulturraum gibt es die Tradition der Yogis und Asketen, die zum Teil in extremer Form ihre Leidenschaften und Triebe zügeln wollen. In dem Bemühen, die eigenen Bedürfnisse und Triebe zu zähmen und zu überwinden, steckt jedoch mitunter eine Ablehnung dieser biologischen Ebene des Menschseins, zum Beispiel der Sexualität, der Gier, der Trägheit oder auch der Aggression. Im mittleren Weg werden diese Persönlichkeitsanteile absolut akzeptiert, sie werden als etwas betrachtet, was zum gegenwärtigen Zeitpunkt eben so ist, wie es ist, sich unter Umständen auch verändern kann, aber jedenfalls nicht schlecht oder böse ist.

Manchmal erlebe ich in der Klinik Menschen, die sich ständig bemühen, anders, besser und idealer zu werden. Eine 44-jährige Sekretärin berührte mich besonders, da sie sich so sehr anstrengte, gut und richtig zu sein. Sie buk Plätzchen für ihre Mitpatienten, brachte den Ärzten wunderschöne selbstgepflückte Blumensträuße mit und vergaß nie, den Schwestern ein Pfund Kaffee oder etwas Schokolade zu schenken. Sie war einerseits rührend und wirklich lieb und andererseits auch anstrengend, da sie selbst so angestrengt und getrieben war.

Unterschwellig ging von ihr stets die Botschaft aus: »Seht wie ich mich bemühe – ich hoffe, dass ich nun Sympathie und Anerkennung bekomme.« Leider hat ihre Strategie wenig Erfolg gehabt. Man empfand ihr Bemühen vielmehr eher belastend, da man sich genötigt fühlte zu danken und nett zu sein. Wir vermittelten ihr, dass wir keine Geschenke erwarten und uns ohne derartige Zuwendungen wohler fühlen. Ihr fiel es ungeheuer schwer zu verstehen, dass es für alle Beteiligten leichter und entspannter wäre, wenn sie weniger macht und leistet und sich und die anderen etwas mehr in Ruhe lässt.

Der »goldene Kern« des Menschen

Die Überzeugung, dass jeder Mensch einen goldenen Kern hat, im tiefsten Innersten gut, liebenswert und wertvoll ist, kann ein großer Trost sein. Ein Mensch, der zum Beispiel durch schwierige Lebensumstände verhärtet, misstrauisch, aggressiv oder voller Unsicherheit geworden ist, hat auch diesen goldenen inneren Kern. Er hatte diesen gesunden inneren Kern bereits zu dem Zeitpunkt, als er geboren wurde und offen, neugierig und vertrauensvoll in die Welt gekommen ist. Die Umstände, die in einem Leben erfahren werden, gehen nicht immer gut mit diesem guten inneren Kern um. Manchmal führen die Strategien der Anpassung und Abwehr, des Selbstschutzes und der Selbstbehauptung dazu, dass sich Schutzmaßnahmen entwickeln Das können zum Beispiel Grobheit, Unaufrichtigkeit oder demonstratives und lautes Verhalten sein, das dazu dient, Beachtung zu bekommen. Trotz dieser Anpassungsphänomene an ein nicht ideales Leben bleibt der edle innere Kern immer erhalten und zugänglich. In der Meditation, in der Stille, in der Liebe, in der Natur, beim Musizieren, Malen, Träumen oder Schweigen spüren wir oft diesen Zugang und wissen instinktiv: »So ist es richtig, so fühlt es sich gut an. Instinktiv spüre ich, dass ich in Verbindung zu meinem wahren Kern bin.«

Kein Mensch ist perfekt

Wenn man sich vor Augen hält, wie man gerne wäre, so könnte man mitunter verzweifeln. Es gibt immer jemanden, der besser, schöner, klüger oder willensstärker ist. Es gibt Menschen, die reicher, gesünder, vom Glück bevorzugter sind als man selbst. Auch im eigenen Vergleich mit sich selbst kennt man Zustände von sich, in denen man belastbarer, entschlossener, freundlicher und harmonischer war. Nicht selten ist der Blick eines älteren Menschen auf die eigene Jugendzeit etwas schmerzlich, da man erkennt, wie viele Federn man gelassen hat. Also bleiben Unzufriedenheit und Frustration nicht aus. Diese Unzufriedenheit mit sich selbst kommt aus dem vergleichenden Denken, einem Denken das bewertend und urteilend ist. Dieses Denken führt fast zwangsläufig zu Ergebnissen, die wehtun.

Nun wäre es kindlich und naiv, sich diesem vergleichenden Denken völlig zu entziehen oder es zu vermeiden. In einer Leistungsgesellschaft werden Leistungen bewertet. Konkurrenz und die Notwendigkeit, sich zu behaupten, sind unumgänglich. Jedoch auch hier gilt wieder der mittlere Weg. Kritisches Denken ist nur eine Form des Denkens. Die andere Form ist das sachbezogene oder situationsbezogene Verhalten, das von Moment zu Moment prüft, was angemessen und sinnvoll ist.

Man kann ein solches Vorgehen vielleicht anhand einer Bergwanderung verdeutlichen. Wenn Sie aufbrechen, so benötigen Sie richtiges Schuhwerk, kompetente Begleiter oder eine gute Karte, ferner sollten Sie körperlich fit genug sein und die Tour auch wirklich wollen. Wenn Sie dann den Berg langsam erklimmen, so brauchen Sie Anstrengungsbereitschaft, ein Ziel, vielleicht Hilfsmittel wie Stöcke, Seile, Steigen oder Spikes an den Schuhen. Zwischendrin sollten Sie überprüfen, wie es Ihnen geht, ob sie eine Pause brauchen, etwas trinken wollen oder ob Sie auf dem richtigen Weg sind. Sie müssen bei Geröll anders auftreten als bei glitschigen Felsen, in der Höhe anders atmen als in der Tiefe. Sie werden je nach Aussicht und Situation etwas anderes erleben und fühlen. Keine Situation ist wie die andere, jede verlangt andere Fähigkeiten.

Das wahre Selbst

Im Zustand der Achtsamkeit kommen Sie vielleicht in einen Kontakt mit einem inneren Zustand, der sich anders anfühlt als sonst. Sie erleben sich einerseits entspannter, zarter, sensibler und mit sich selbst mehr verbunden und andererseits stabiler und besser in sich verankert. Dieser Zustand ist mit Worten schwer zu beschreiben, aber er ist klar erfahrbar. Vielfach wird dieses Selbsterleben als Kontakt mit dem »wahren Selbst« beschrieben. Paradoxerweise ist der Zugang zu diesem Selbsterleben immer auch mit einer Öffnung und Hinwendung nach außen und mit einer Relativierung egozentrischer Selbstbezüglichkeit verbunden.

Menschen, die regelmäßig meditieren, spüren unter Umständen wie sich die Grenzen des Ich-Erlebens manchmal lockern können. Sie erleben sich auf eine andere, intimere und zärtlichere Weise verbunden mit der Umwelt, den Mitmenschen, der Natur und allem, was sie umgibt. Sie erkennen sich als Teil eines größeren Ganzen – des lebendigen Lebens – von dem sie selbst ein Teil sind.

Da solche Erfahrungen, insbesondere bei psychisch nicht ganz gefestigten Menschen, Angst auslösen können und mitunter sogar die psychische Stabilität gefährden können, ist es für solche Menschen wichtig, sowohl gute ärztliche/psychotherapeutische Begleiter zu haben als auch seriöse und erfahrene Meditationslehrer.

Wie geht es weiter?

Der Zweck dieses Buches war es, einen gewissen Geschmack von den Möglichkeiten der Achtsamkeitspraxis sowie der Entwicklung von Mitgefühl zu vermitteln. Wenn Sie einen Zugang zu dieser Methode gefunden haben, so ist es sinnvoll, den weiteren Weg mit einem erfahrenen und seriösen spirituellen Lehrer fortzusetzen. Dieser sollte klug, menschlich, humorvoll und vielleicht sogar ein bisschen weise sein. Natürlich gehören dazu eine langjährige Erfahrung und vielleicht auch die Anerkennung als Meditationslehrer im Rahmen der Tradition, die er erlernt hat (zum Beispiel Zen, Vipassana, Tibetischer Buddhismus).

Meiden Sie Menschen oder Gruppen, die dogmatisch und rechthaberisch erscheinen, die sektenhaft darauf bestehen, dass nur sie im Besitz der Wahrheit sind und die von Ihnen Unterwerfung und Aufgabe Ihres kritischen Denkvermögens und Einordnung in ein hierarchisches System verlangen. Seien Sie vorsichtig, wenn sehr viel versprochen wird, zum Beispiel schnelle Heilung oder Erleuchtung und achten Sie auch auf Ihren Geldbeutel. Die meisten seriösen Meditationslehrer sind eher bescheiden und verlangen keine Wucherpreise.

Merke

Am wichtigsten aber ist, dass Sie dabei auf sich selbst und Ihre eigene innere Stimme hören, die Ihnen eine Orientierung geben wird und vermitteln wird, welcher Stil und welche Methode zu Ihrem Wesen und Ihren Bedürfnissen passt.

Ich hoffe, dass Sie einen Geschmack davon bekommen haben, wie unterstützend und befriedigend die Achtsamkeitspraxis sein kann und wie sie den inneren Horizont immer wieder öffnen und erweitern kann. Das Lesen eines Buches ist eine Hinführung zur Praxis, aber kein Ersatz dafür. Ich wünsche Ihnen, dass Sie Zugang dazu gefunden haben und Lust bekommen haben, diesen Weg auf Ihre persönliche Weise fortzusetzen.

Service

Literatur

Gunaratana, Bhante Henepola. **Die Praxis der Achtsamkeit.** Eine Einführung in die Vipassana-Meditation. Heidelberg: Werner Kristkeitz; 1996

Kabat-Zinn J. **Gesund durch Meditation.** Das große Buch der Selbstheilung. München: Knaur TB; 2011

Kabat-Zinn J. **Im Alltag Ruhe finden.** Meditationen für ein gelassenes Leben. München: Knaur TB; 2010

Lehrhaupt L, Meibert P. **Stress bewältigen mit Achtsamkeit.** Zu innerer Ruhe kommen durch MBSR. 4. Aufl. München: Kösel; 2011

Nyanaponika. **Geistestraining durch Achtsamkeit.** Beyerlein und Steinschulte; 1993

Reddemann L. **Eine Reise von 1000 Meilen beginnt mit dem ersten Schritt:** Seelische Kräfte entwickeln und fördern. 8. Aufl. Freiburg: Herder; 2012

Suzuki, Shunryu. **Zen-Geist, Anfänger-Geist.** Unterweisungen in Zen-Meditation. 3. Aufl. Freiburg: Herder; 2012

Thich Nhat Hanh. **Das Wunder der Achtsamkeit.** Bielefeld: Theseus; 2009

Thich Nhat Hanh. **Das Herz von Buddhas Lehre.** Leiden verwandeln – die Praxis des glücklichen Lebens. 7. Aufl. Freiburg: Herder; 2012

Interessante Weblinks

www.plumvillage.org

www.benediktus-hof-holzkirchen.de

www.institut-fuer-achtsamkeit.de

www.mindandlife.org

www.achtsamleben.at

SERVICE

Liebe Leserin, lieber Leser,

hat Ihnen dieses Buch weitergeholfen? Für Anregungen, Kritik, aber auch für Lob sind wir offen. So können wir in Zukunft noch besser auf Ihre Wünsche eingehen. Schreiben Sie uns, denn Ihre Meinung zählt!

Ihr TRIAS Verlag
E-Mail-Leserservice: heike.schmid@medizinverlage.de
Lektorat TRIAS Verlag, Postfach 30 05 04, 70445 Stuttgart, Fax: 0711-8931-748

Register

Bibliografische Information der Deutschen Nationalbibliothek
Die Deutsche Nationalbibliothek verzeichnet diese Publikation in der Deutschen Nationalbibliografie; detaillierte bibliografische Daten sind im Internet
über http://dnb.d-nb.de abrufbar.

Programmplanung: Sibylle Duelli

Redaktion: Anne Bleick, Stuttgart
Bildredaktion: Christoph Frick

Umschlaggestaltung und Layout: CYCLUS Visuelle Kommunikation, Stuttgart

Bildnachweis:
Umschlagfoto: Gettyimages
Fotos im Innenteil: Gettyimages: S. 3; Gettyimages/Tibetan School: S. 85; Holger Münch, Stuttgart: S. 39, 45; Plainpicture/amanaimages: S. 5, 23; Plainpicture/Design Pics: S. 115; Plainpicture/Rainer Gollmer: S. 43; Plainpicture/Andreas Körner: S. 93; Plainpicture/Nina Steul: S. 4, 11; Plainpicture/Aleksandar Zaar: S. 61; Ulrich Soeder/integraldevelopment: S. 145

Die abgebildeten Personen haben in keiner Weise etwas mit der Krankheit zu tun.

Zeichnungen: Christine Lackner, Ittlingen: S. 71

1. Auflage

Oswald-Hesse-Straße 50, 70469 Stuttgart

Printed in Germany

Satz und Repro: Fotosatz Buck, Kumhausen
gesetzt in: Adobe InDesign CS5
Druck: AZ Druck und Datentechnik GmbH, Kempten

Gedruckt auf chlorfrei gebleichtem Papier

ISBN 978-3-8304-6650-5 1 2 3 4 5 6

Auch erhältlich als E-Book:
eISBN (PDF) 978-3-8304-6651-2
eISBN (ePub) 978-3-8304-6652-9